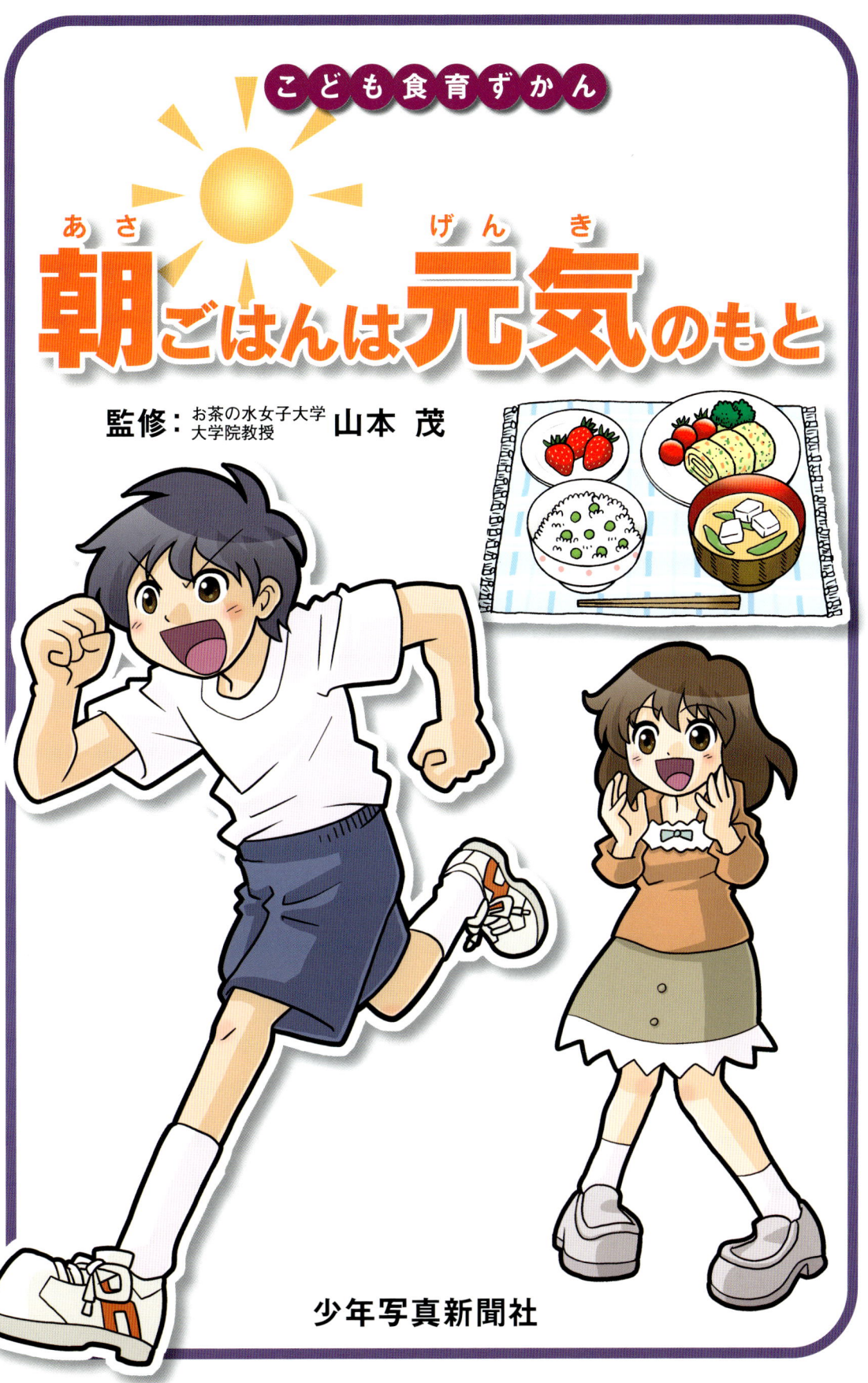

もくじ

12　キミはマナブくん
　　タイプかな？

14　カナエちゃんタイプを
　　目指そう

16　どうして朝ごはんを
　　食べないの？

18　朝ごはんで体が
　　パワーアップ？

20　朝ごはんで成績も
　　アップ

22　朝ごはんでおなか
　　スッキリ

24　朝ごはん、食べないと
　　栄養不足に

26　朝ごはんぬきは心にも
　　悪い影響が

- 28 朝ごはん、こうして食べよう
- 32 どんな朝ごはんを食べている？
- 34 4つ葉のクローバーがそろった朝ごはん
- 36 理想の朝ごはんの献立
- 38 朝ごはんをつくってみよう
- 42 世界の朝ごはん
- 44 生活リズムをととのえよう！
- 46 あとがき
- 47 さくいん

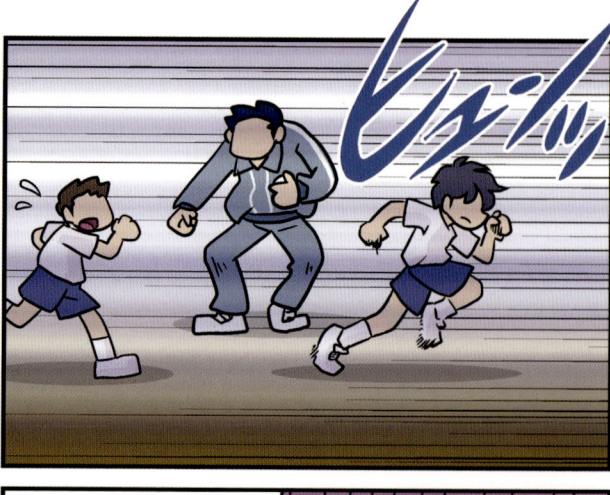

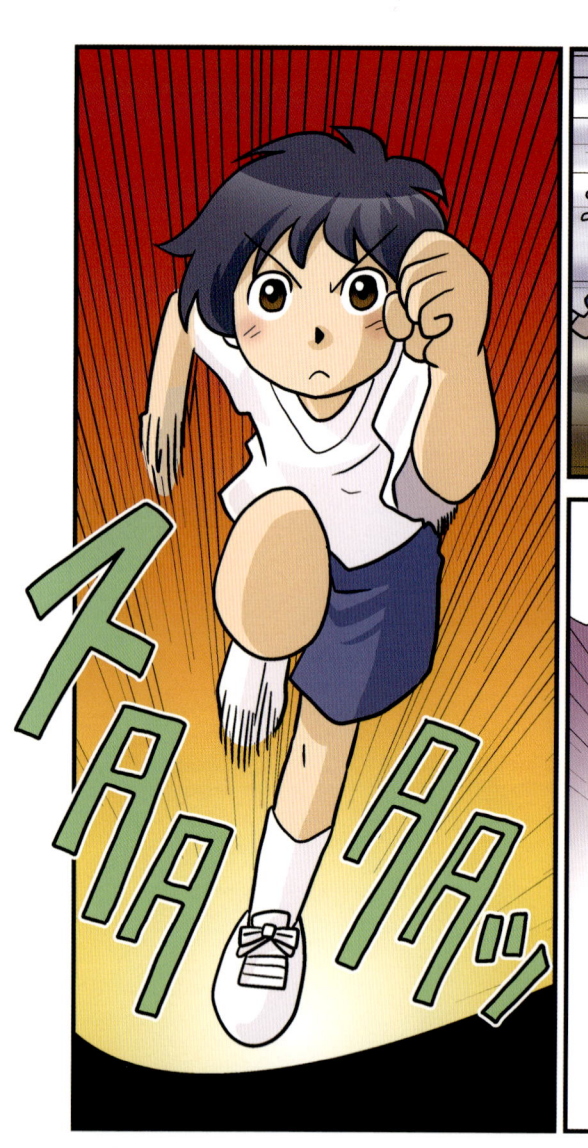

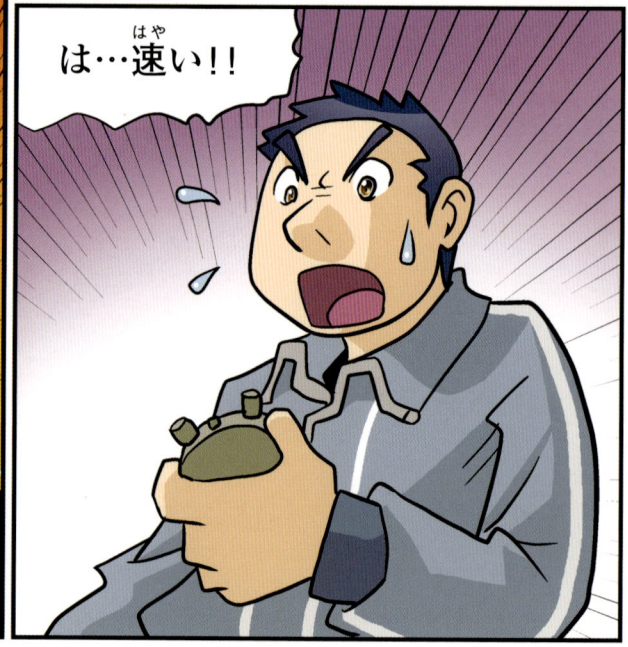

は…速い!!

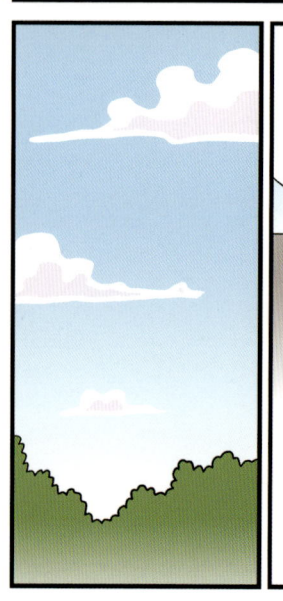

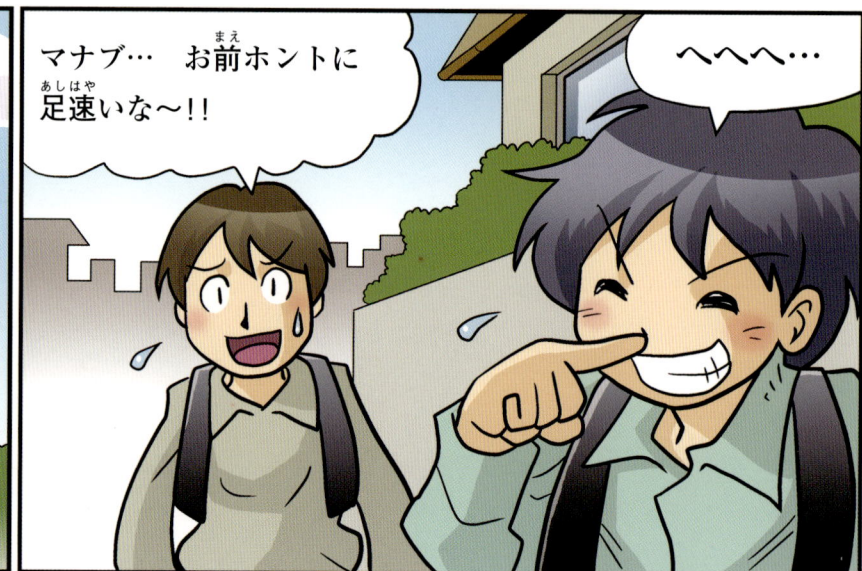

マナブ… お前ホントに足速いな〜!!

へへへ…

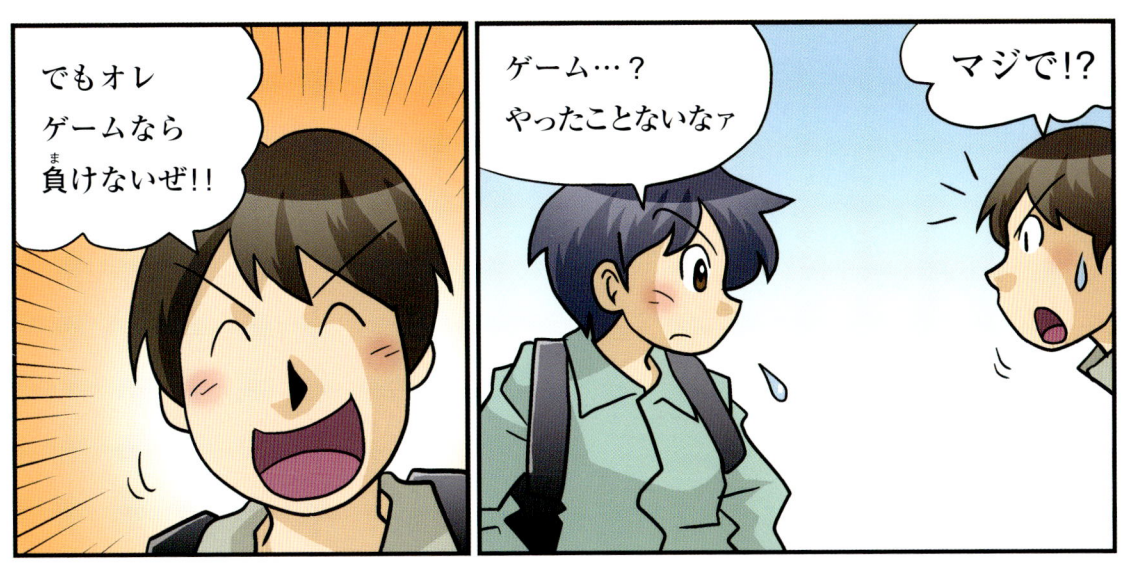

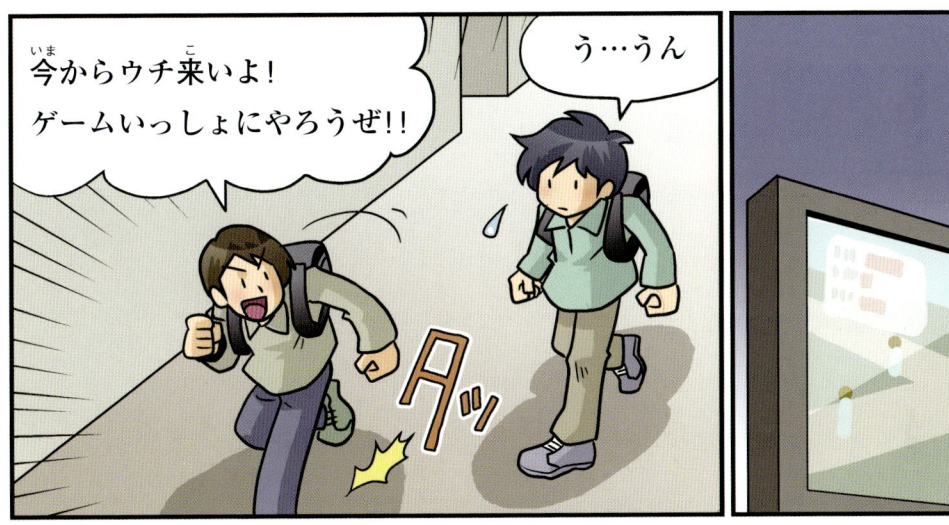

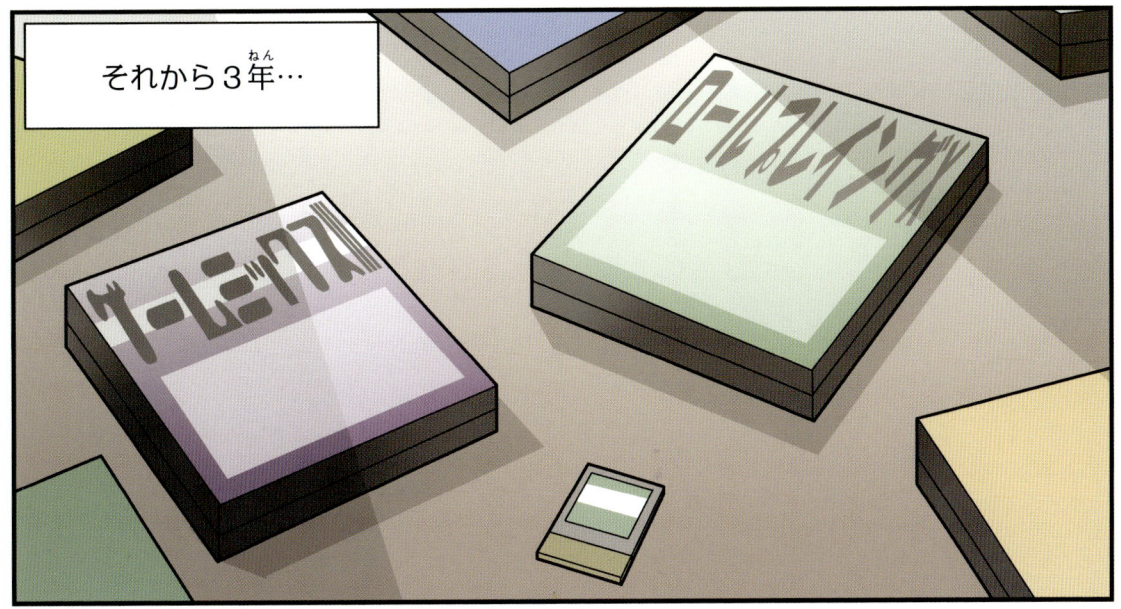

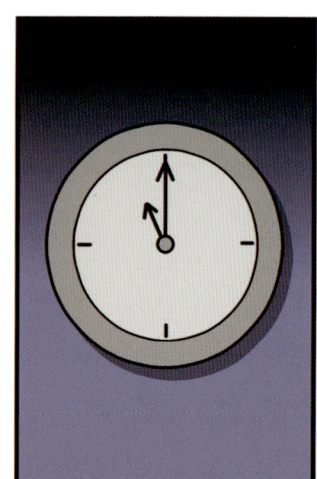
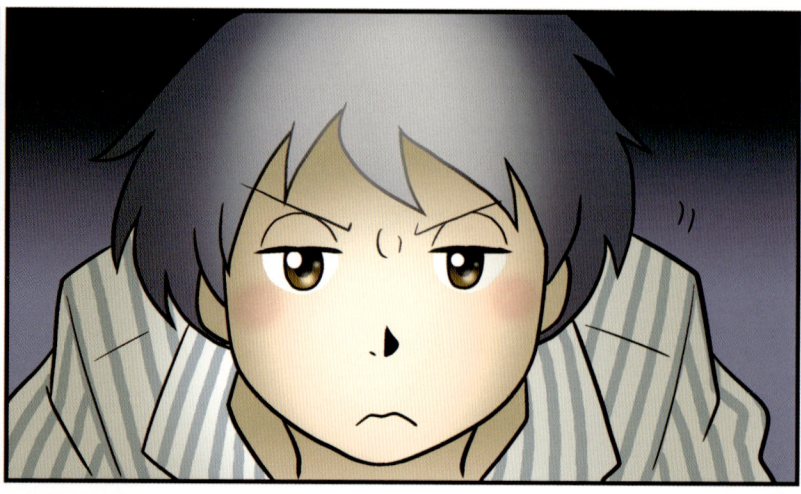
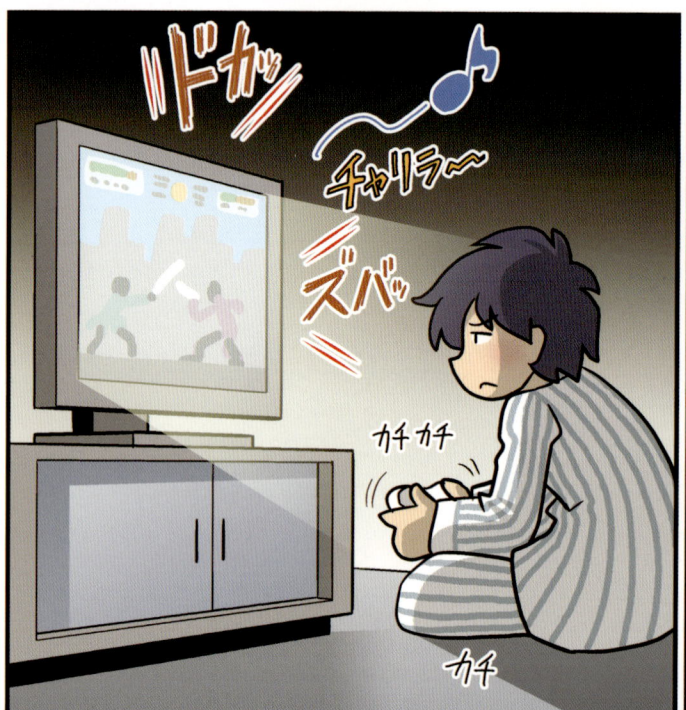
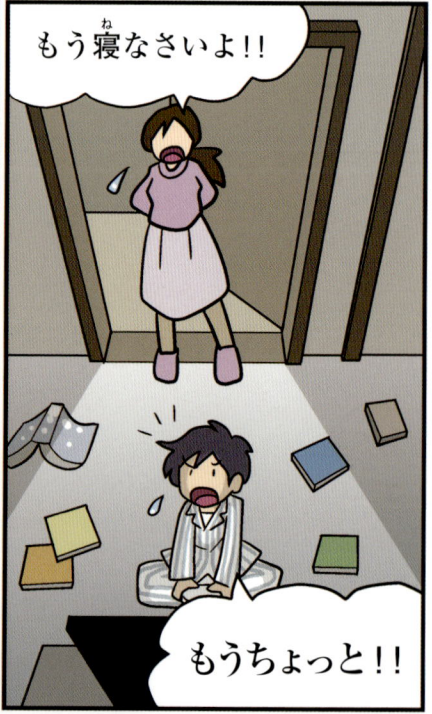
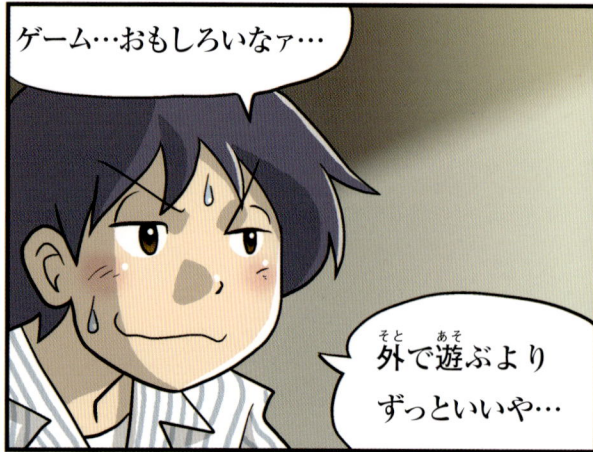
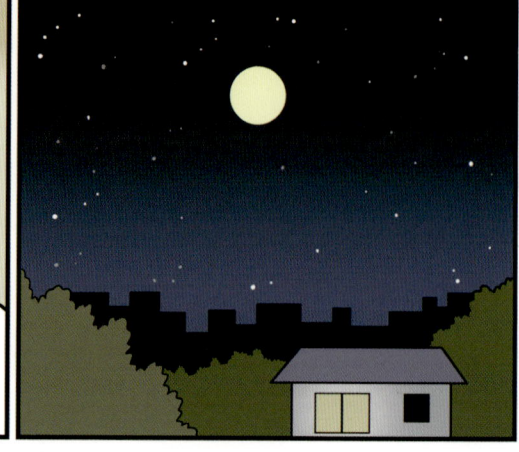

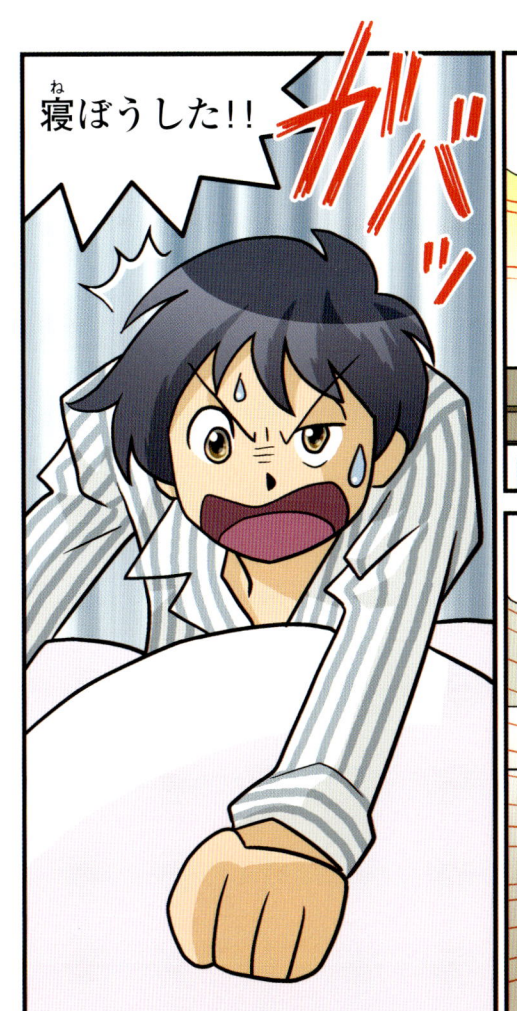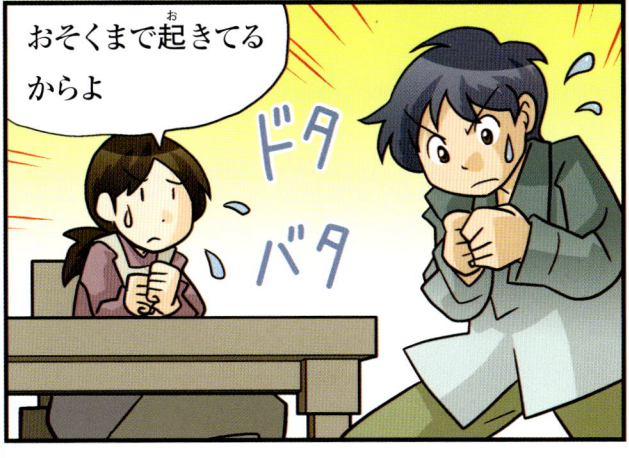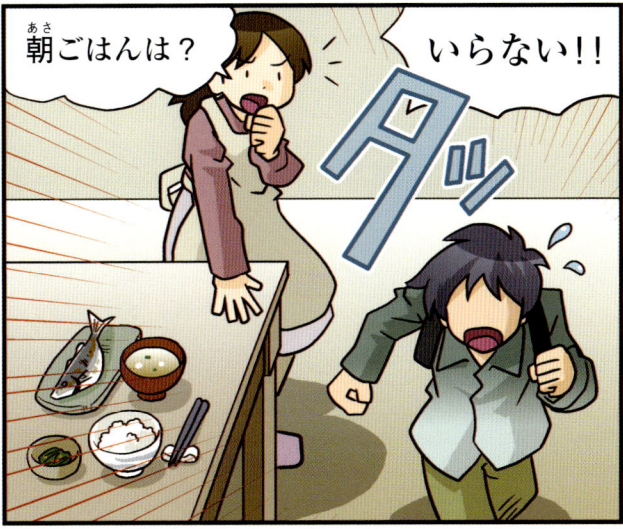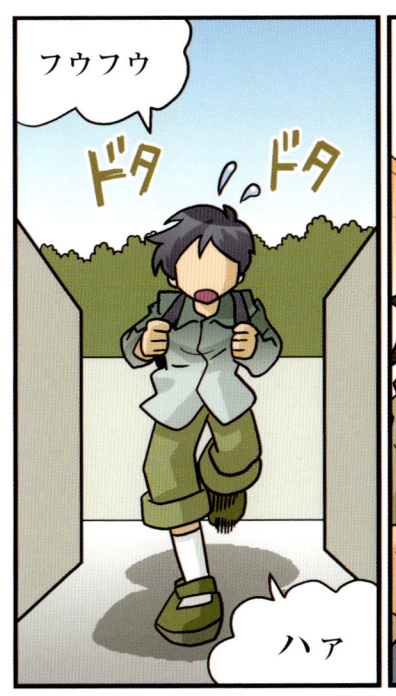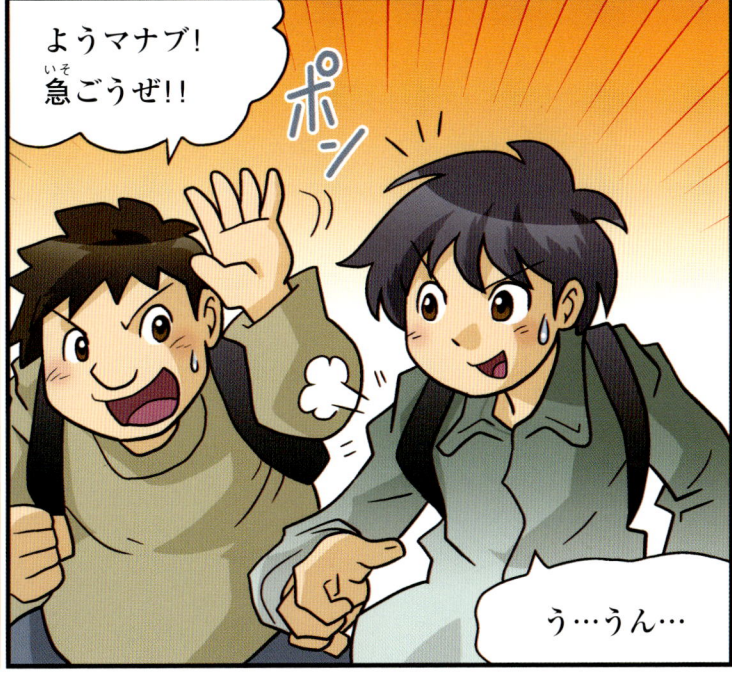

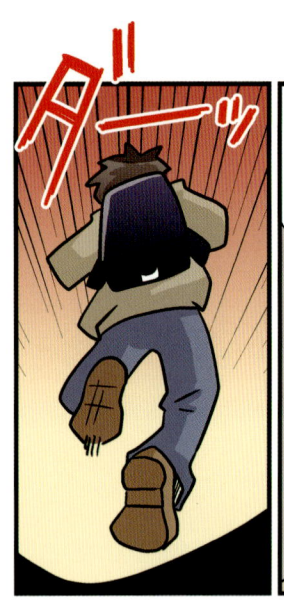
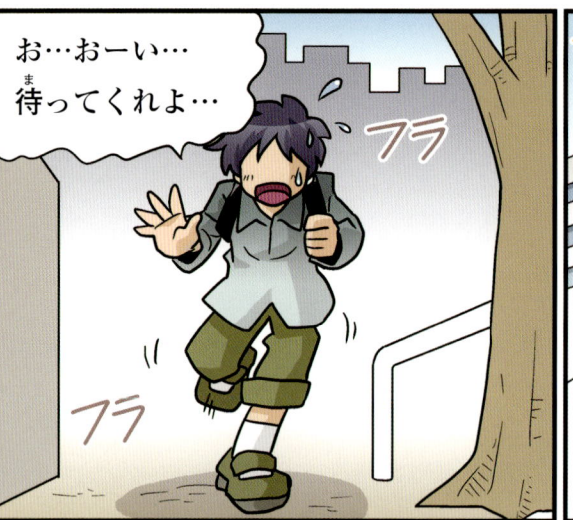
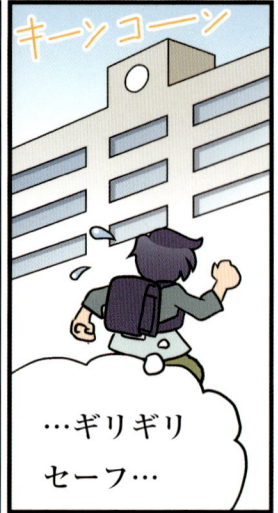
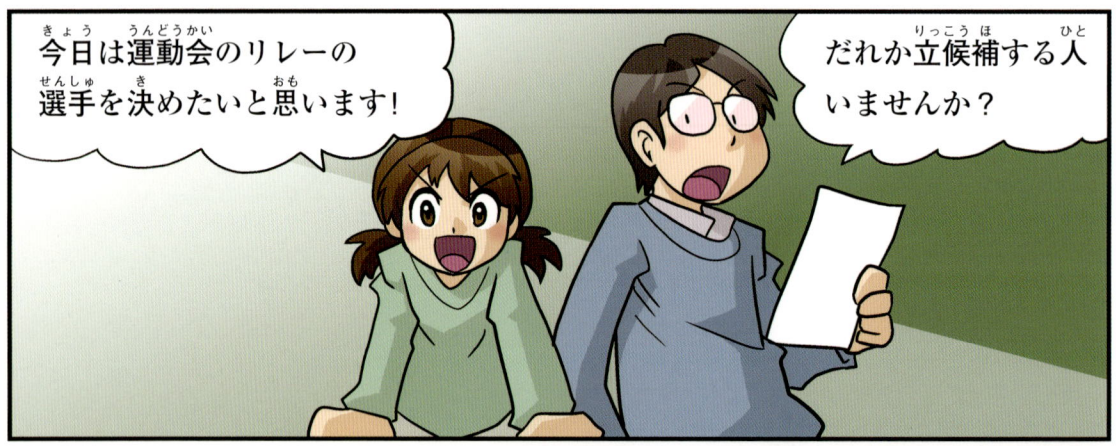
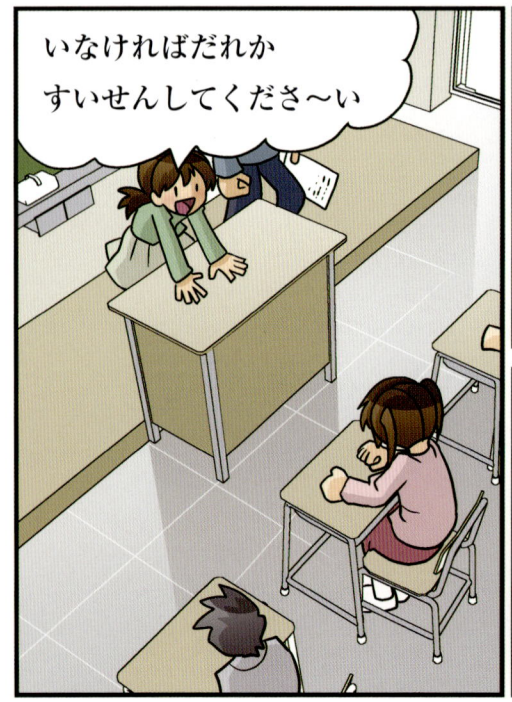
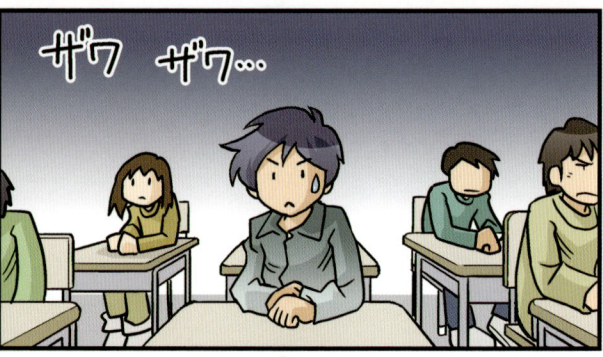
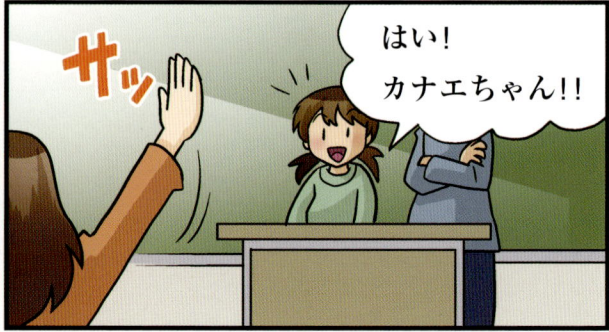

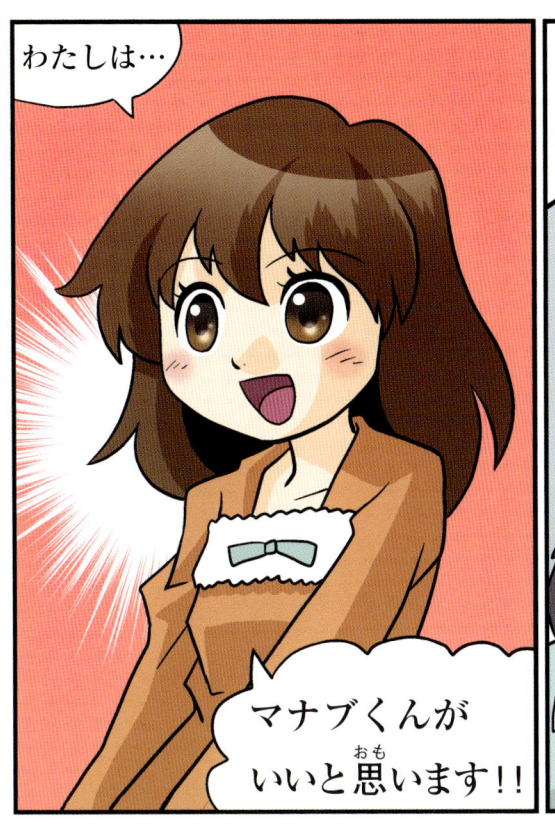
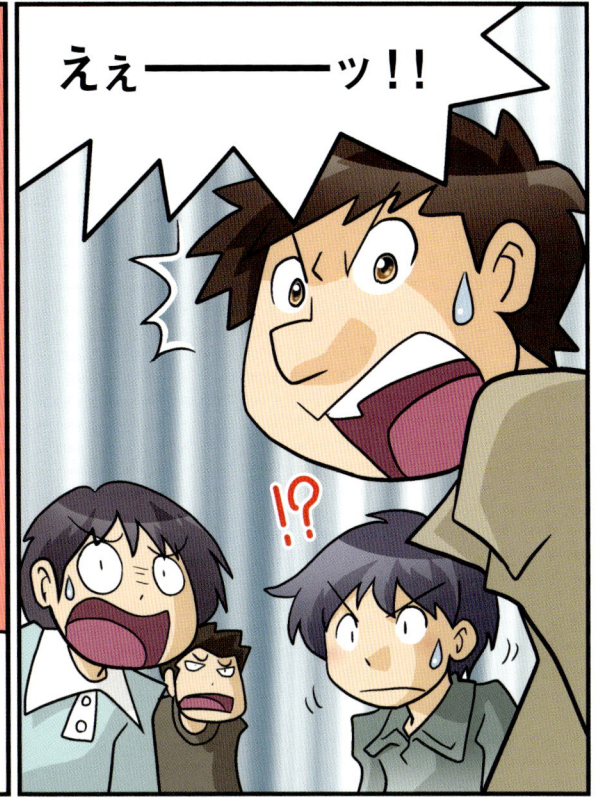
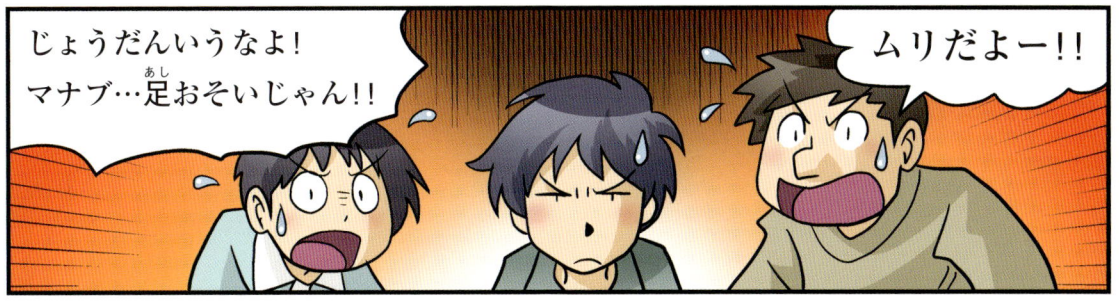
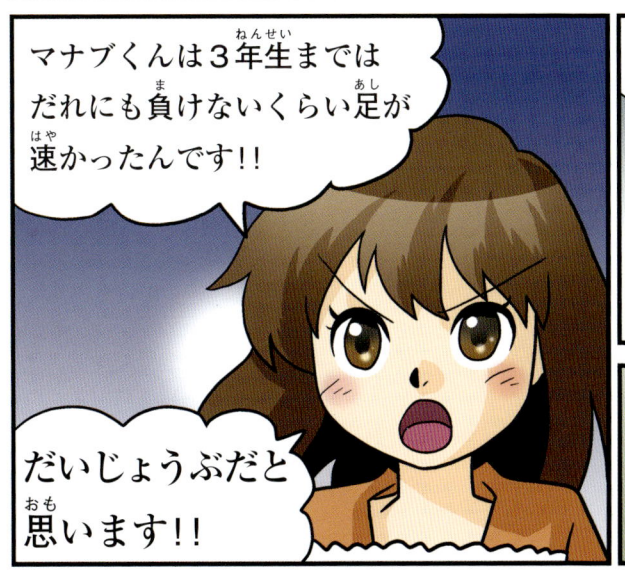
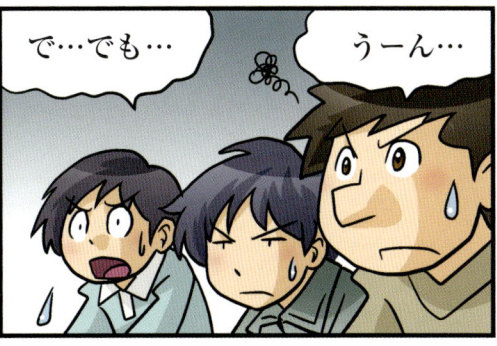

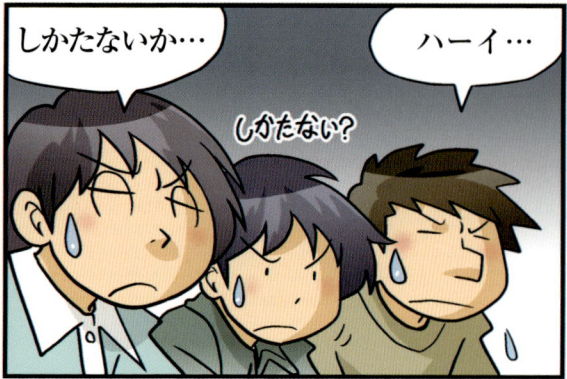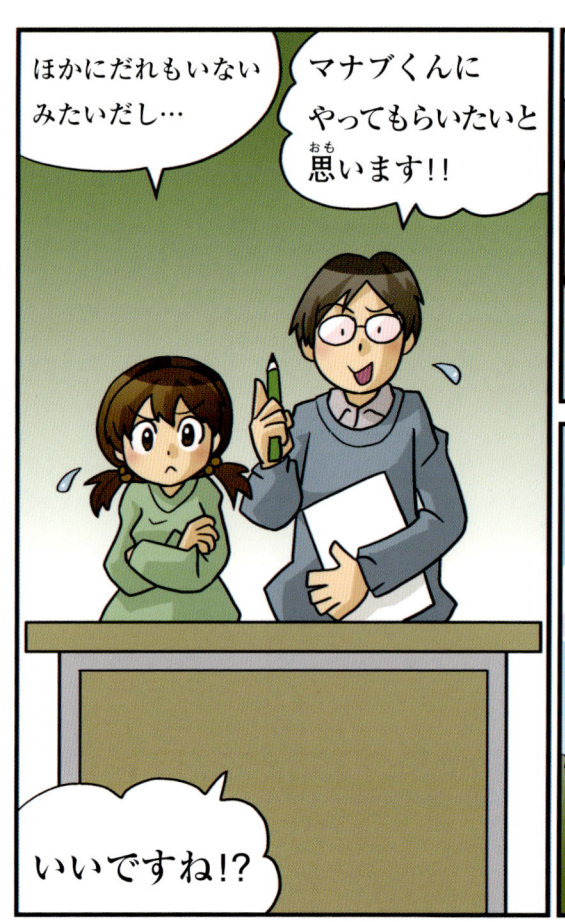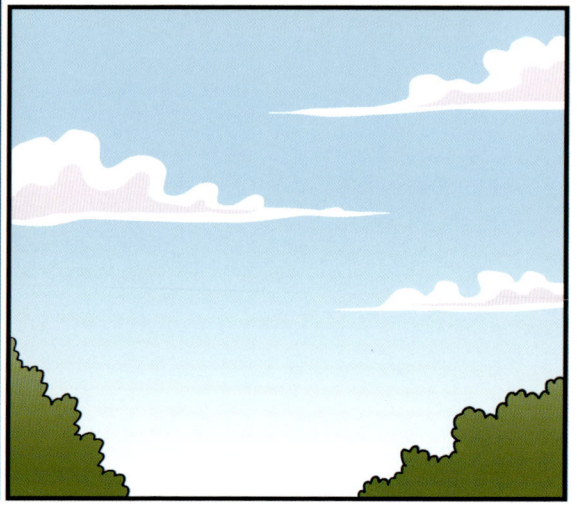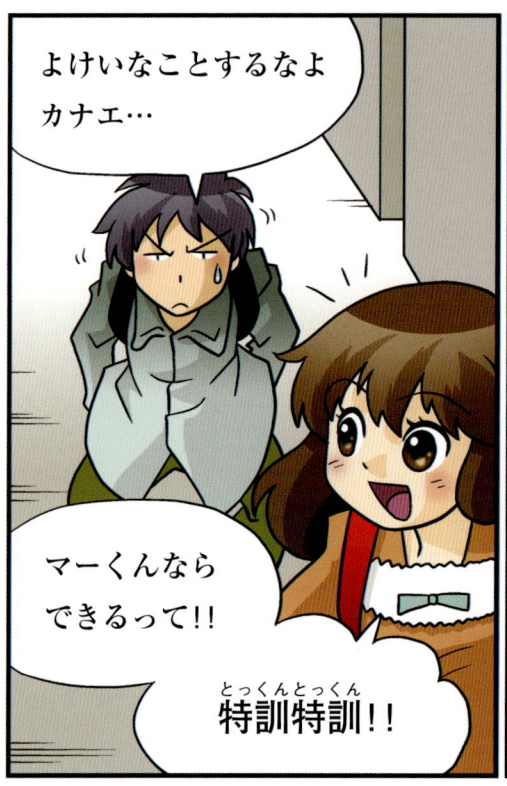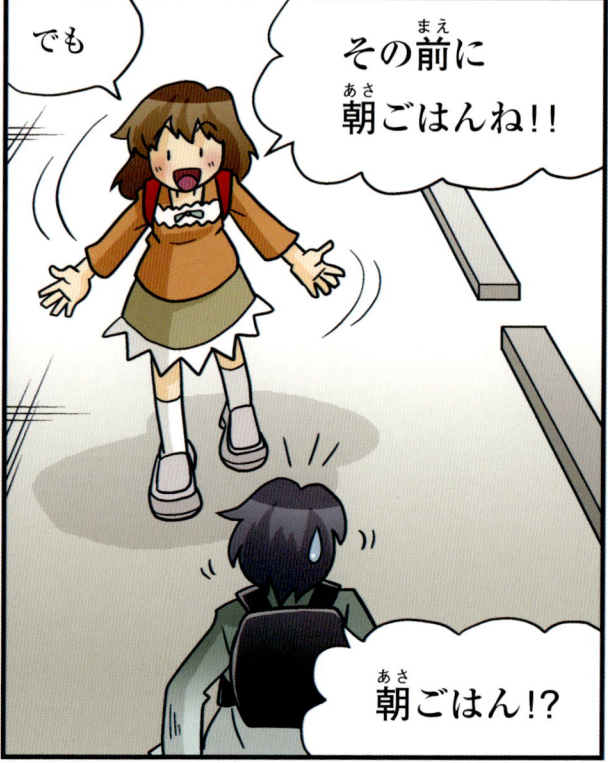

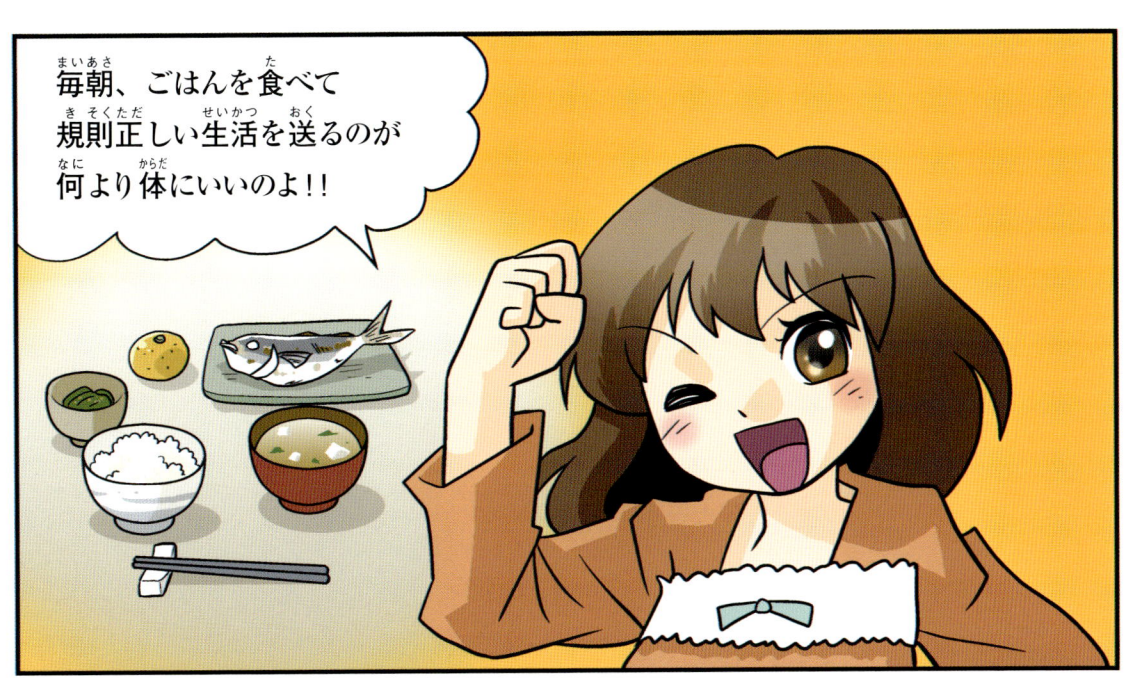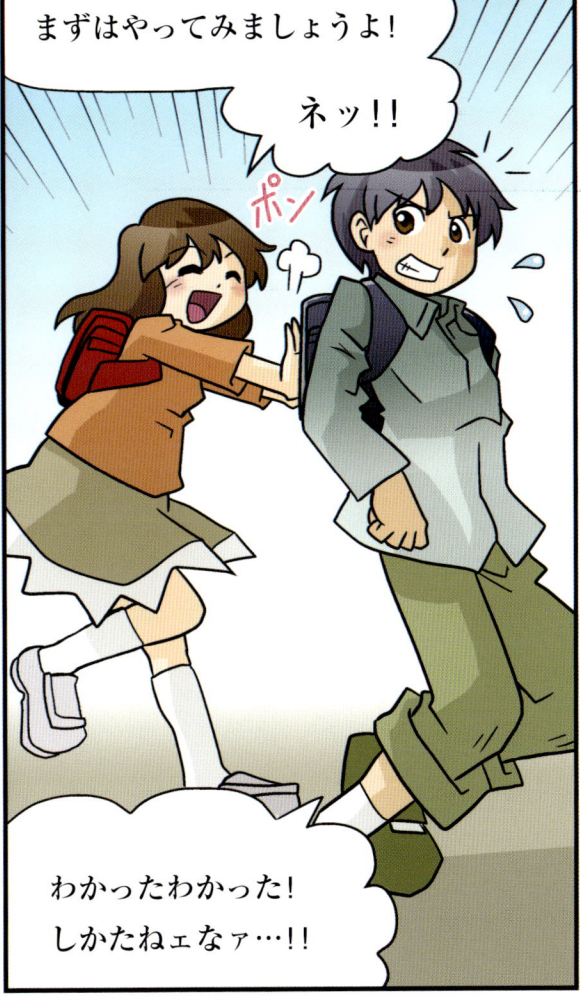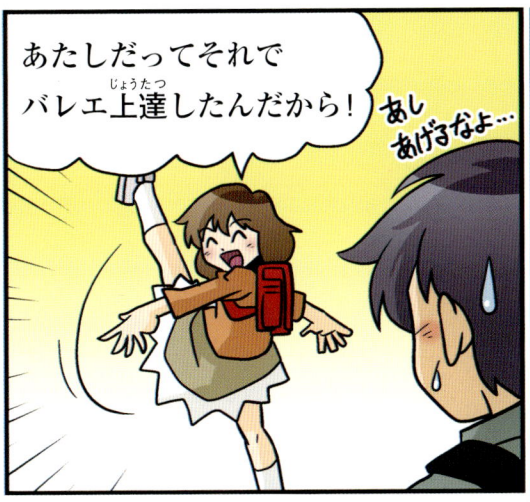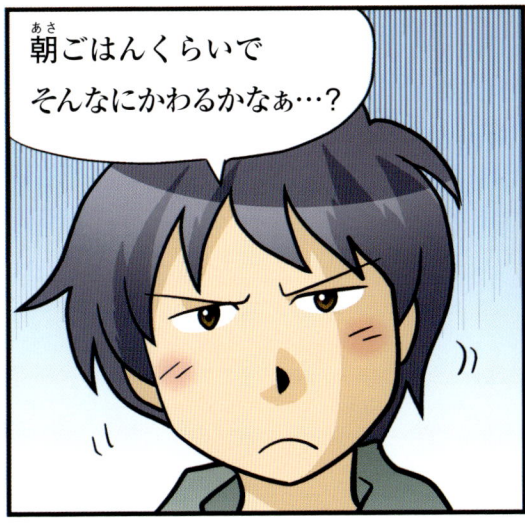

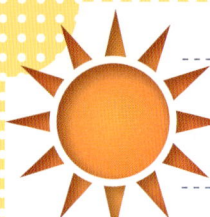

キミはマナブくんタイプかな？

1日の生活をチェックしよう！

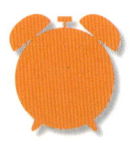 朝はなかなか起きられないで、ふとんでグズグズしている

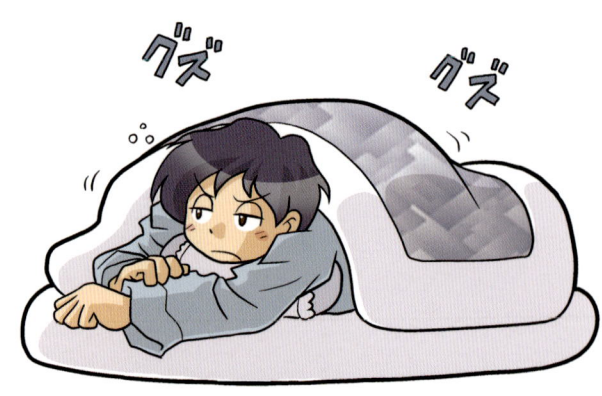

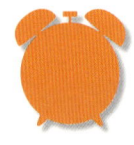 朝ごはんを食べないことが、たまにある

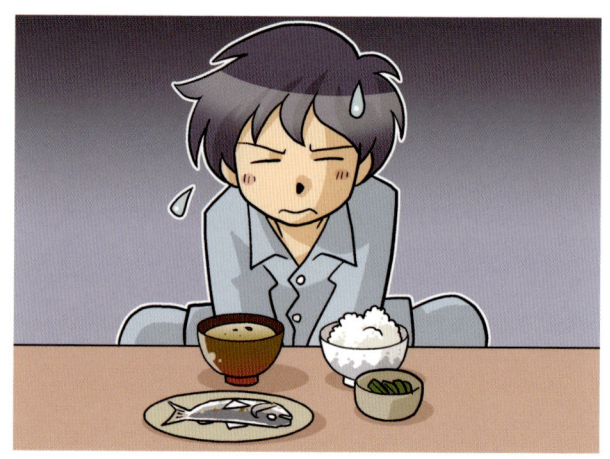

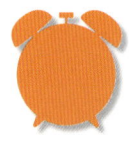 授業中は、ボーッとして、なかなか集中できない

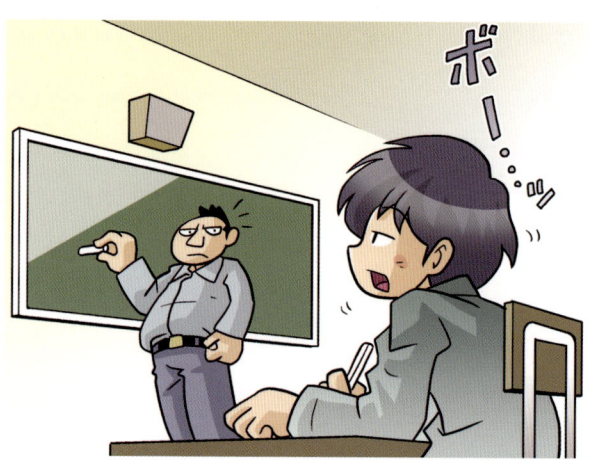

朝ごはんをきちんと食べて、規則正しい生活を送っているカナエちゃん。一方のマナブくんは朝なかなか起きられず、朝ごはんも食べていないみたい。さて、あなたの生活はどうかな？　マナブくんタイプになっていないかな？　あなたが思い当たるものがいくつあるか数えてみましょう。

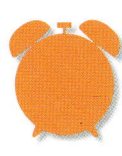
**体がだるくて
やる気が起きない**

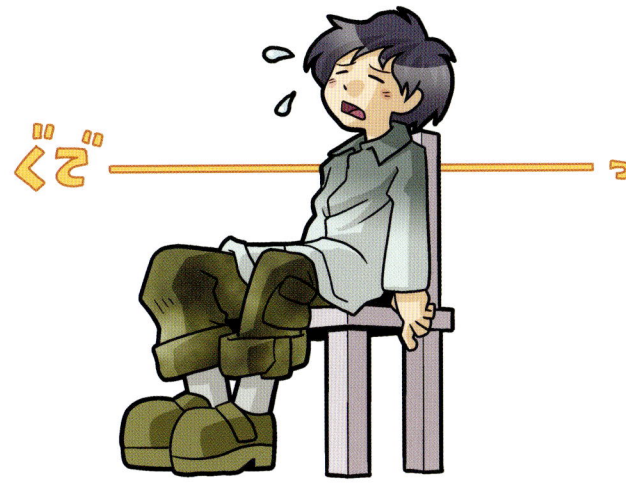

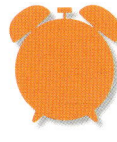
ちょっとしたことで、イライラする

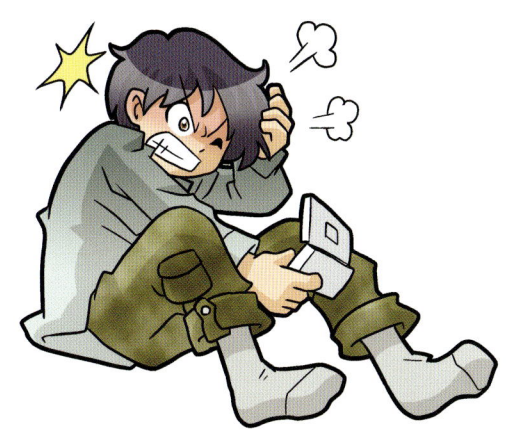

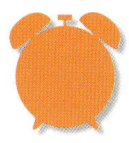
夜ふかしして、夜食をよく食べている

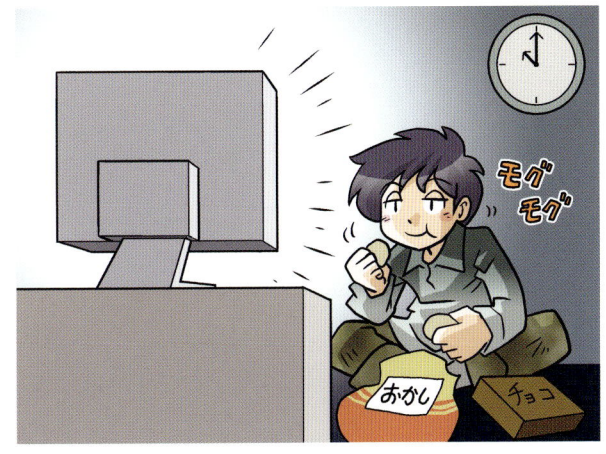

診断結果は、次のページに！

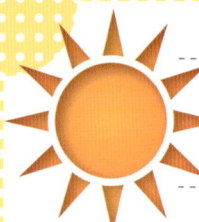

カナエちゃんタイプを目指そう

診断結果発表

チェックが0個

キミはカナエちゃんのように規則正しい生活で、元気いっぱい

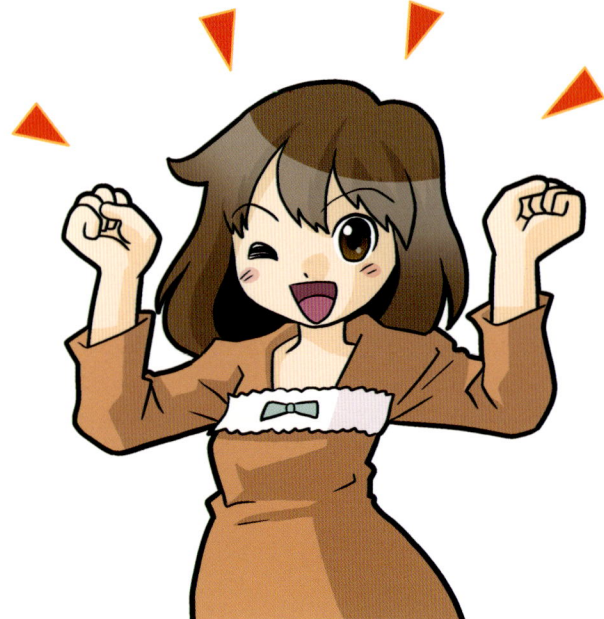

チェックが1〜2個

もう少しでカナエちゃんだ！この本を読んで、どこが足りないか考えてみよう

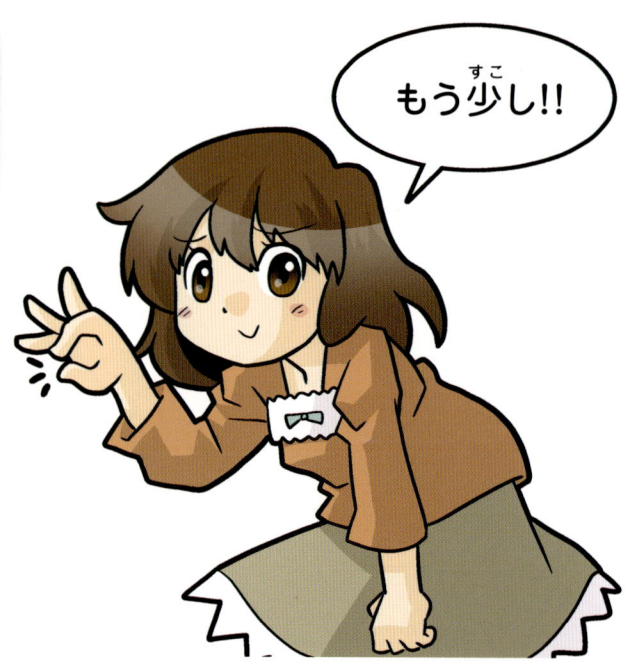

もう少し!!

※体がだるいや、ボーッとするなどは、ほかの原因も考えられるから、保健の先生に相談

あなたの1日の生活の診断結果は、前のページで当てはまった数の合計です。印の数が少なければカナエちゃんタイプで、数が増えるとマナブくんタイプになっていきます。あなたはカナエちゃん？ それともマナブくん？ どちらのタイプですか？

チェックが3〜5個

キミはだいぶマナブくん化しているよ。朝ごはんの大切さを勉強して、カナエちゃんを目指そう！

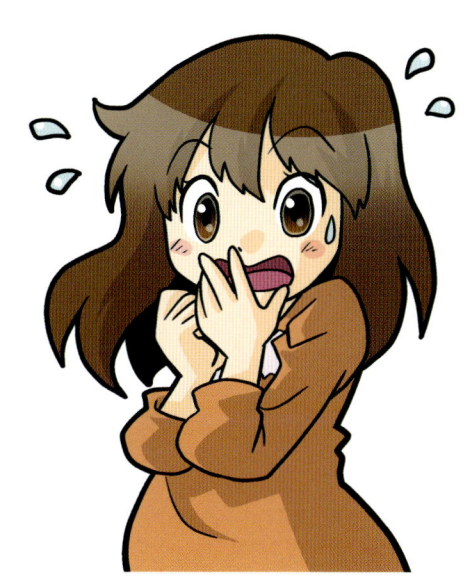

チェックが6個

キミはマナブくんだ！マナブくんといっしょに、これからは朝ごはんの大切さを勉強して、元気いっぱいになろう！

してみよう

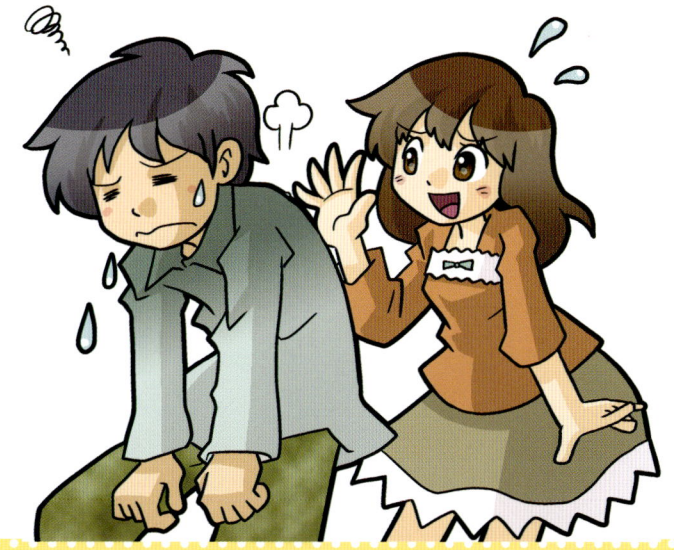

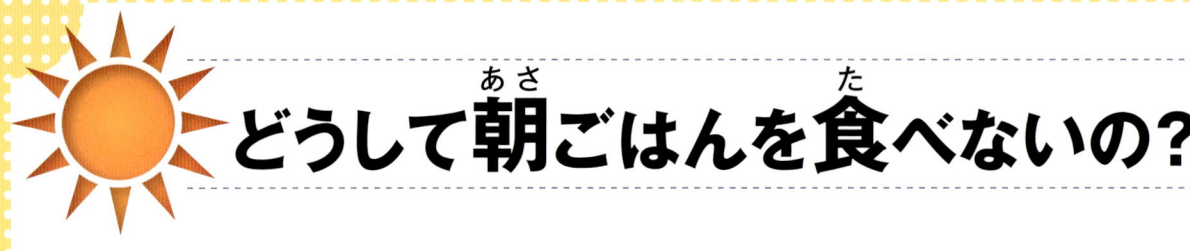

どうして朝ごはんを食べないの？

朝ごはんを食べない、食べられない理由

朝ごはんは、これからはじまる1日のスタートに欠かせない食事です。ところが、この大事な朝ごはんを食べない人が増えています。

その理由は、ぎりぎりまで寝ていて朝ごはんを食べる時間がないこと、

なんで食べない？　食べられない？

時間が
ないよ

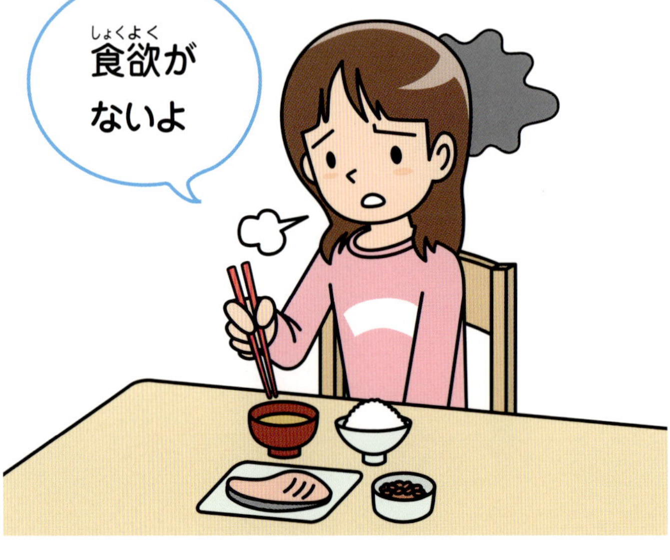

食欲が
ないよ

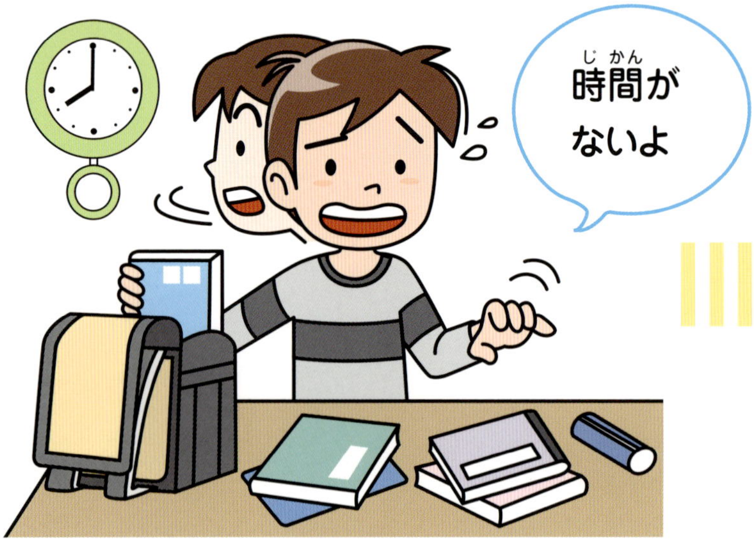

前の日の夕食がおそかったり寝る前に夜食を食べたりして、食欲がわかないことがあげられます。また、中には、ダイエットをするために、わざと朝ごはんを食べない人もいるようです。

解決方法は！

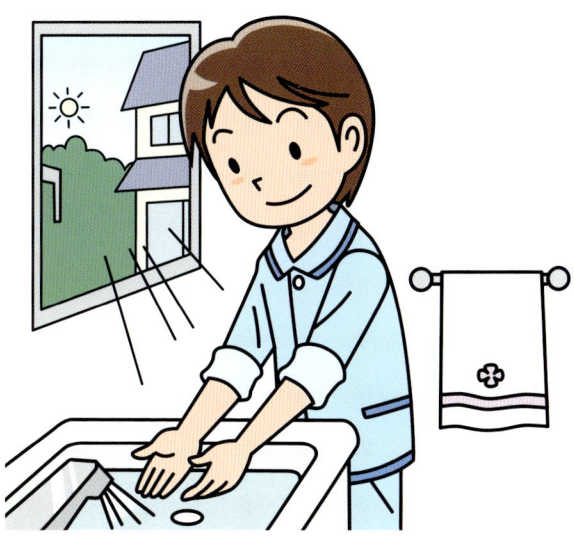

朝は時間がなくて、朝ごはんを食べるよゆうがないという人。ふだんは何時に起きているかな？ 起きる時間を早くして食べる時間をつくろう！ また、前の日に学校の準備を済ませておこう

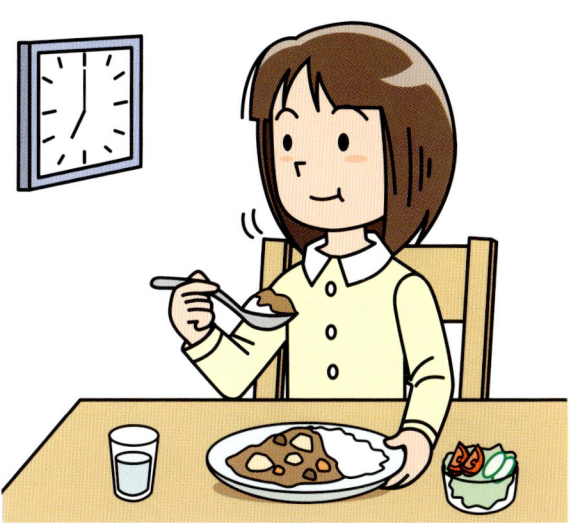

朝ごはんは食欲がなくて食べられないという人。起きてすぐは、なかなか食欲がわかないものなので、これまでより早く起きるようにしよう！ また、前日の夕食がおそくなると、朝になっても、まだ消化しきれずにいるので朝ごはんの食欲がわきません！ 夕食の時間もおそくならないよう規則正しくとることが大事！

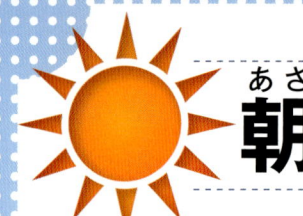

朝ごはんで体がパワーアップ？

朝ごはんを食べると体温が上がって活発に

人間の体はねむっている間に体温が下がります。夜ねむっている間に下がった体温は、朝起きると上がりはじめます。これは人間が昼に活動する動物で、昼間に脳と体を活発に動かすための仕組みです。体温が上がってくると脳の働きが活発になり、体もいきいきと活動をはじめます。そして、朝の体温をしっかり上げるために必要となるのが、朝ごはんを食べることで得られるエネルギーなのです。

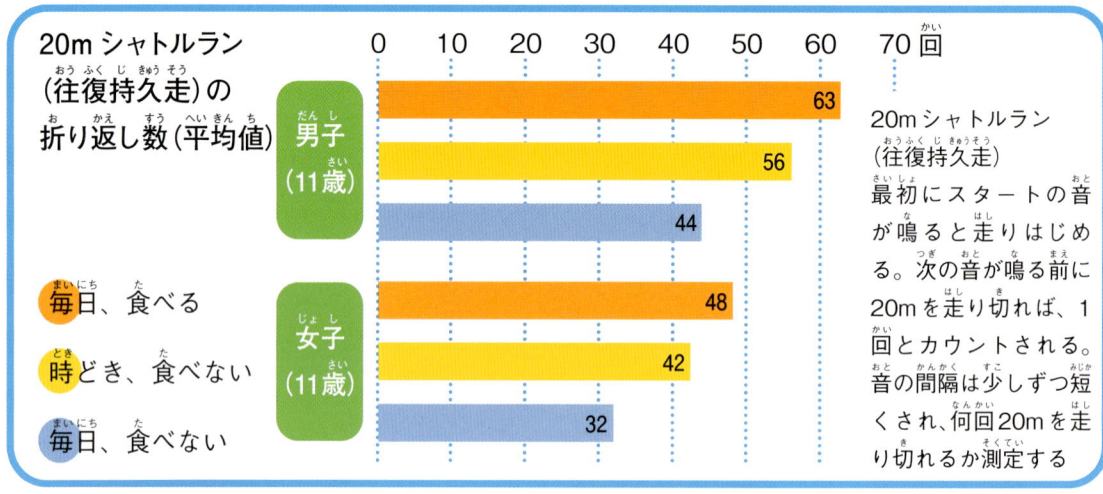

朝ごはんと体力・運動能力の関係

（文部科学省「平成20年度 体力・運動能力調査」より作成）

へぇ～、朝ごはんを食べている子と食べていない子で、体力や運動能力にちがいが出てくるんだな～

朝ごはんを食べる前と後、どれくらい体温がちがう？

下の画像は、サーモグラフィーという皮ふの表面の温度をあらわすものです。温度が低い部分を青で、高くなると赤で表示し、朝ごはんを食べる前と食べた後の、体温の変化をあらわしています。これを見ると、朝ごはんのパワーがすごいことが実感できます。朝ごはんを食べないと体温が上がらず、がんばって体を動かそう、しっかり勉強しようという意欲がわいてこないわけですね。

朝ごはんを食べる前と後の体温

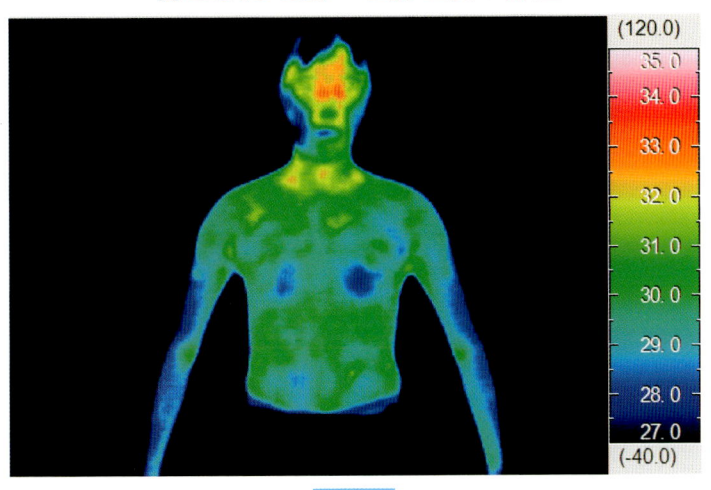

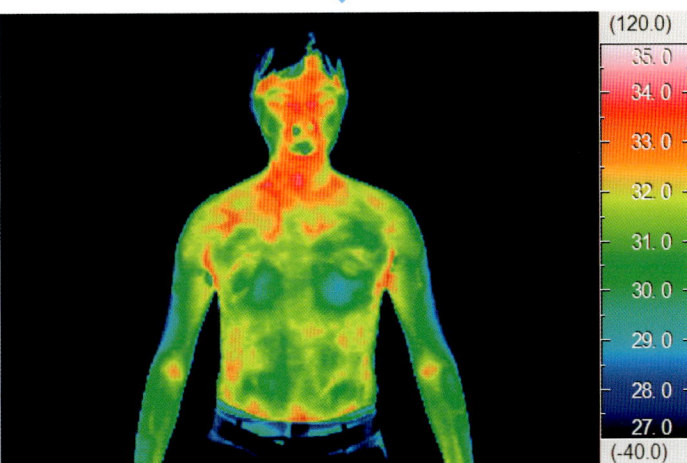

（サーモグラフィー協力：NEC Avio赤外線テクノロジー株式会社）

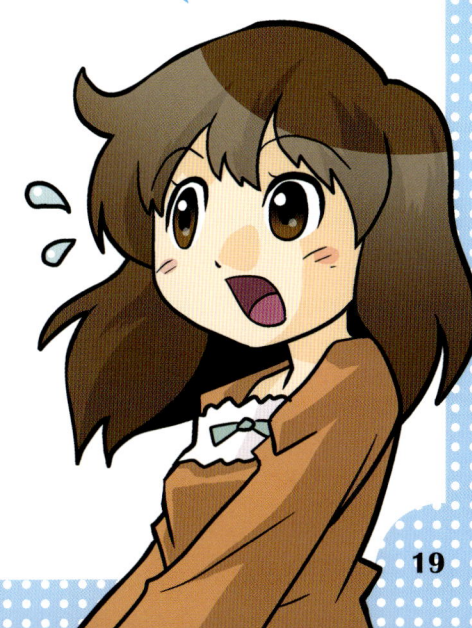

スゴイッ！画像で見ると、そのちがいがハッキリとわかるね！

朝ごはんで成績もアップ

脳の栄養源、ブドウ糖

　朝ごはんは脳の働きと、とても深いかかわりがあります。脳を働かせるエネルギーはブドウ糖だけです。脳は活動するためにたくさんのブドウ糖を消費します。またブドウ糖は長い時間体内にためておくことができません。そのため朝起きた時は血液中のブドウ糖が不足しています。朝食を食べないと、前の日の夜ごはんから次の日の昼ごはんまで脳はブドウ糖を得られないことになります。これでは、脳を活発に働かせることができません。

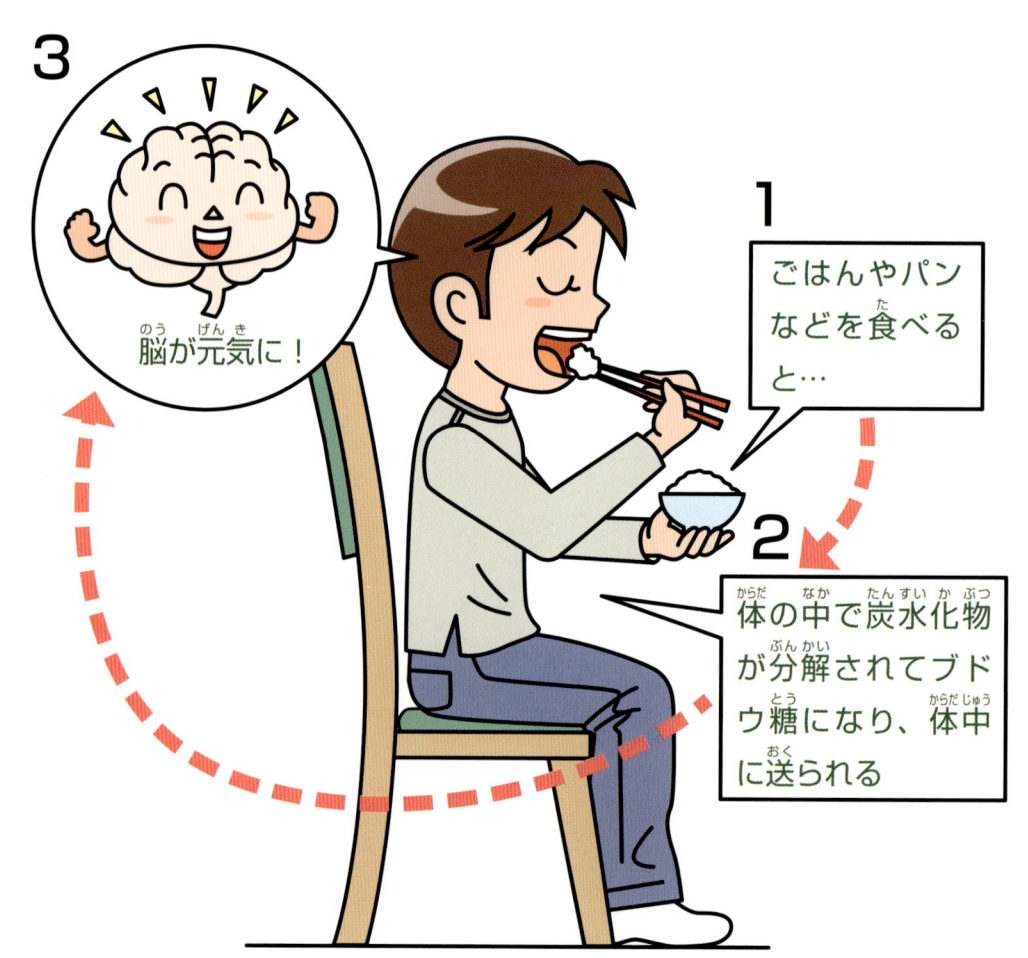

1 ごはんやパンなどを食べると…

2 体の中で炭水化物が分解されてブドウ糖になり、体中に送られる

3 脳が元気に！

朝ごはんでテストの成績に差が！

　下のグラフは、全国の小学校5年生に行った学力調査の結果です。この調査ではテストと共に、どのように生活しているかのアンケートもとっています。その中で「朝食をかならずとる」と答えた子はテストの点数が高く、「とらないことが多い」「まったく、またはほとんどとらない」と答えた子は低いことがわかりました。朝ごはんを食べるか食べないかで、このように差が出てしまうのです。

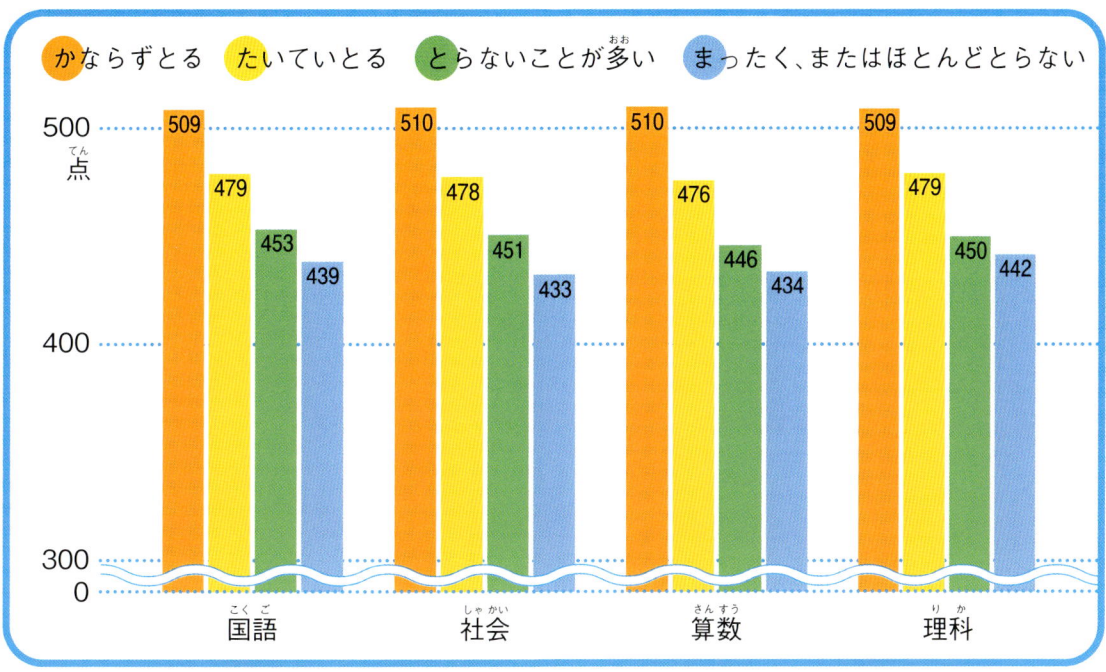

朝ごはんを食べる人、食べない人とテストとの関係
（国立教育政策研究所教育課程研究センター「平成15年度 小・中学校教育課程実施状況調査結果」より作成）

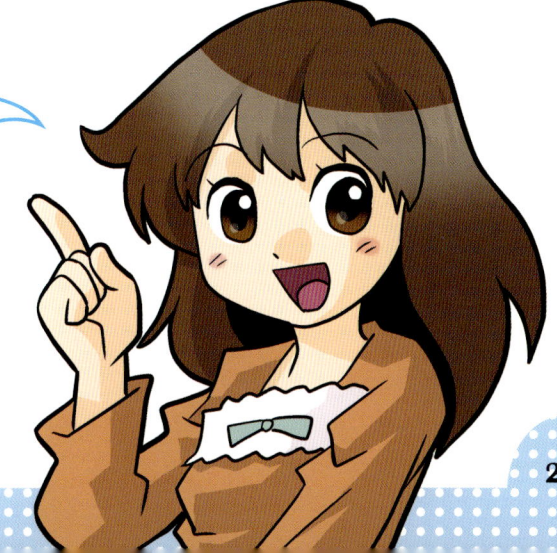

脳の栄養源はブドウ糖だけ！
朝ごはんに、ごはんやパンをしっかり食べることが、学習能力についても大事ってことね！

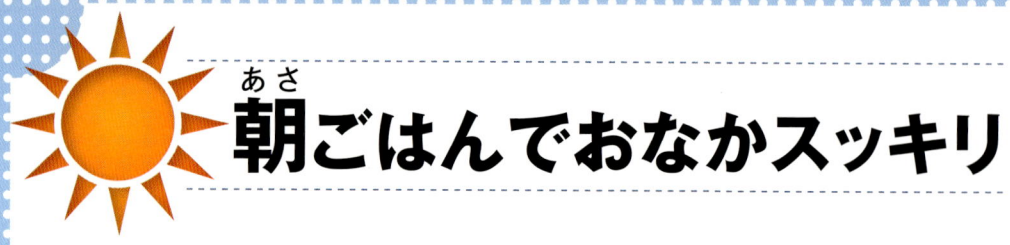

朝ごはんでおなかスッキリ

朝ごはんを食べるとうんちがしたくなる

　人が食事をすると、その残りかすがうんちとなって体の外に出ていきます。前の日に食べた分の残りかすは、次の日、大腸のちょうどいい位置に移動してきます。そして、夜ねむっているうちに空っぽになった胃に朝ごはんが入ると、その刺激が腸に伝わって、先へ先へと送り出す運動が活発になり、うんちがしたくなるわけです。

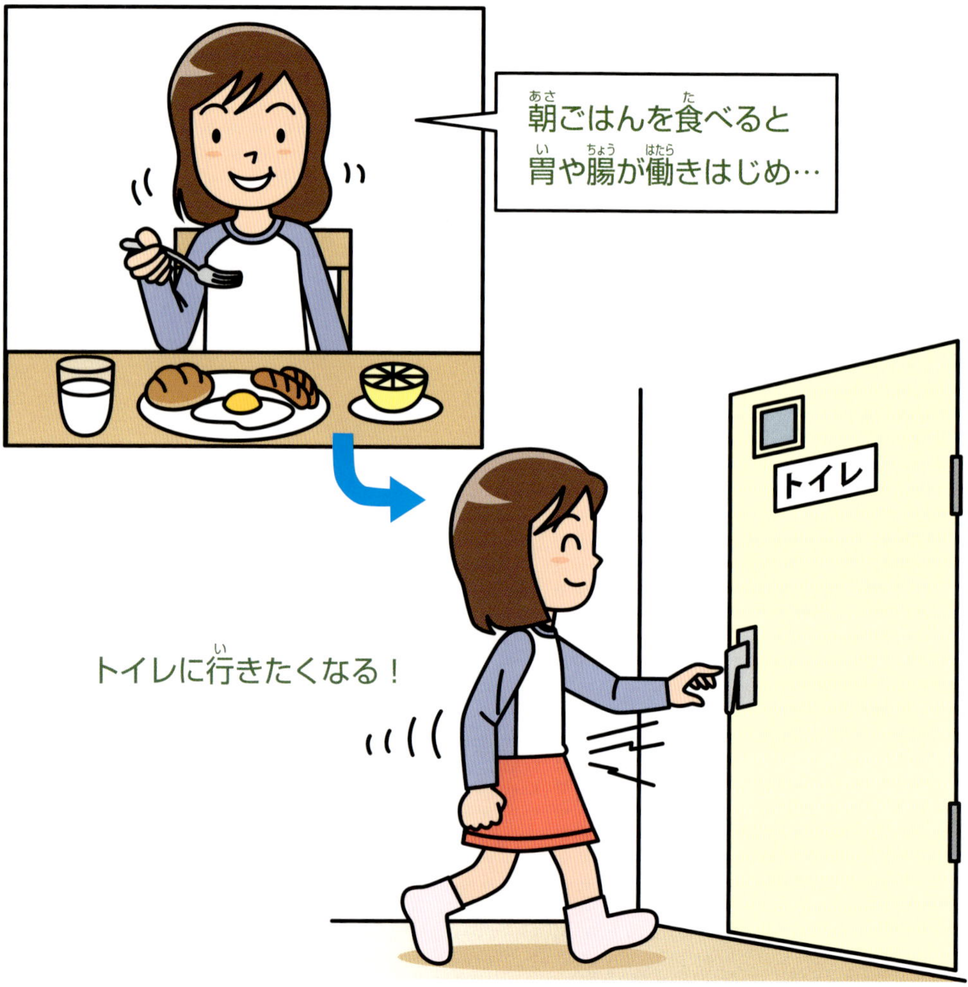

朝ごはんを食べると
胃や腸が働きはじめ…

トイレに行きたくなる！

うんちをすることは大事だよ

うんちは毎日、もしくは3日に2回ぐらい出るのが理想です。いいうんちをするために気をつけることは、バランスのよい食事をとることと、体を動かすこと。そして、うんちをしたくなったら、がまんしないことが大切です。うんちをがまんしていると、おなかがはって気持ち悪くなったり痛くなったりします。また、便ぴというううんちが出にくくなる状態になってしまうこともあります。

うんちをがまんすると…

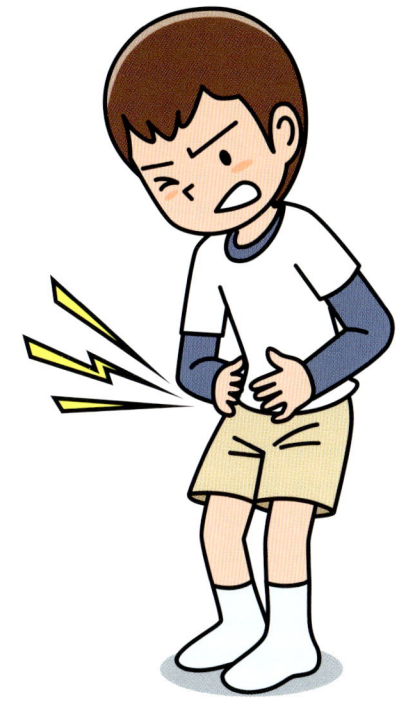

気持ちが悪くなったり、おなかが痛くなったりする

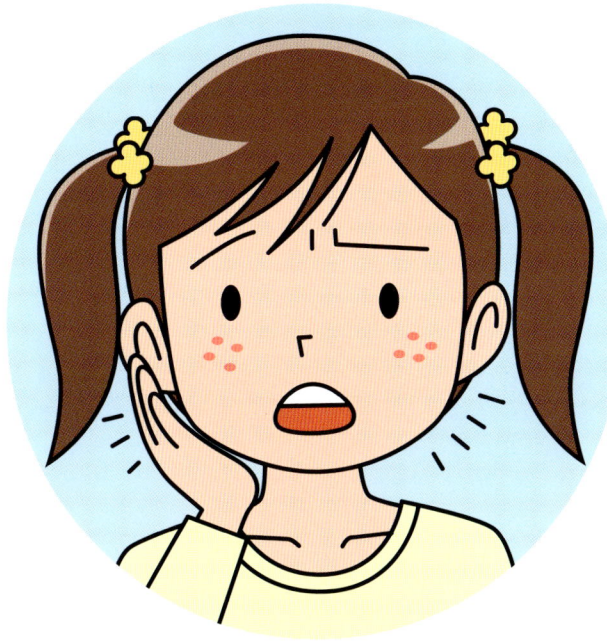

肌のつやがなくなり、ふき出物が出ることも！

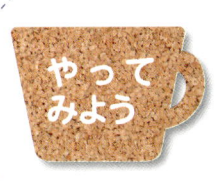

やってみよう　学校でも、しっかりトイレにいこう！
うんちをすることは恥ずかしいことじゃない！

朝ごはん、食べないと栄養不足に

栄養不足とは

　食べ物には炭水化物、たんぱく質、脂質、ビタミン、無機質といった、いろいろな栄養素がふくまれています。それらの栄養素はそれぞれちがった働きを持っていて、体を健康にするために役立っています。朝ごはんを食べないでいると、1日に食べる量が少なくなったり、食事の栄養バランスがかたよるなどして、栄養不足になることがあります。栄養不足になると、つかれやすい、めまいや息切れを起こしやすいなどの症状が体に起こります。

栄養が足りないと…

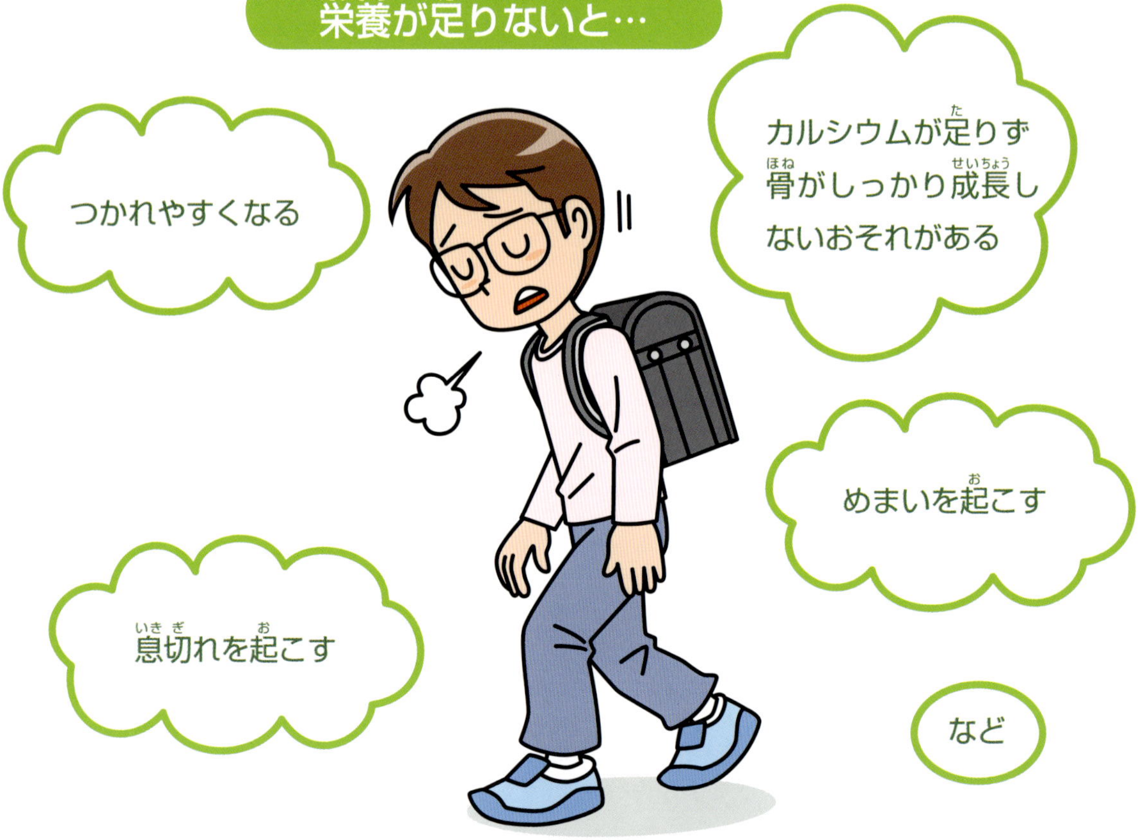

- つかれやすくなる
- 息切れを起こす
- カルシウムが足りず骨がしっかり成長しないおそれがある
- めまいを起こす
- など

朝ごはんと間食の関係

　朝ごはんとお菓子を食べる割合との関係を見ると、朝ごはんを毎日食べている子は、お菓子を食べすぎないように気をつけていることがわかります。一方、朝ごはんをほとんど食べない子は、あまり気をつけていません。食べたい時にお菓子を食べていると、夕食の時間がおくれて朝も食欲がわかないので食べないという、悪循環になっているようです。これでは、栄養不足になってしまいますね。

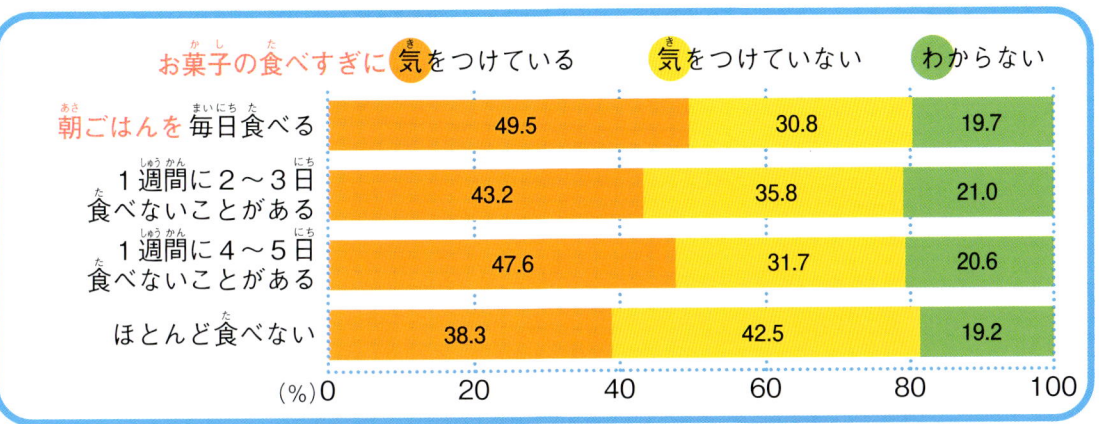

	お菓子の食べすぎに気をつけている	気をつけていない	わからない
朝ごはんを毎日食べる	49.5	30.8	19.7
1週間に2〜3日食べないことがある	43.2	35.8	21.0
1週間に4〜5日食べないことがある	47.6	31.7	20.6
ほとんど食べない	38.3	42.5	19.2

朝ごはんを食べる人、食べない人の間食に対する意識のちがい

（独立行政法人 日本スポーツ振興センター「平成17年度児童生徒の食生活等実態調査報告書」より）

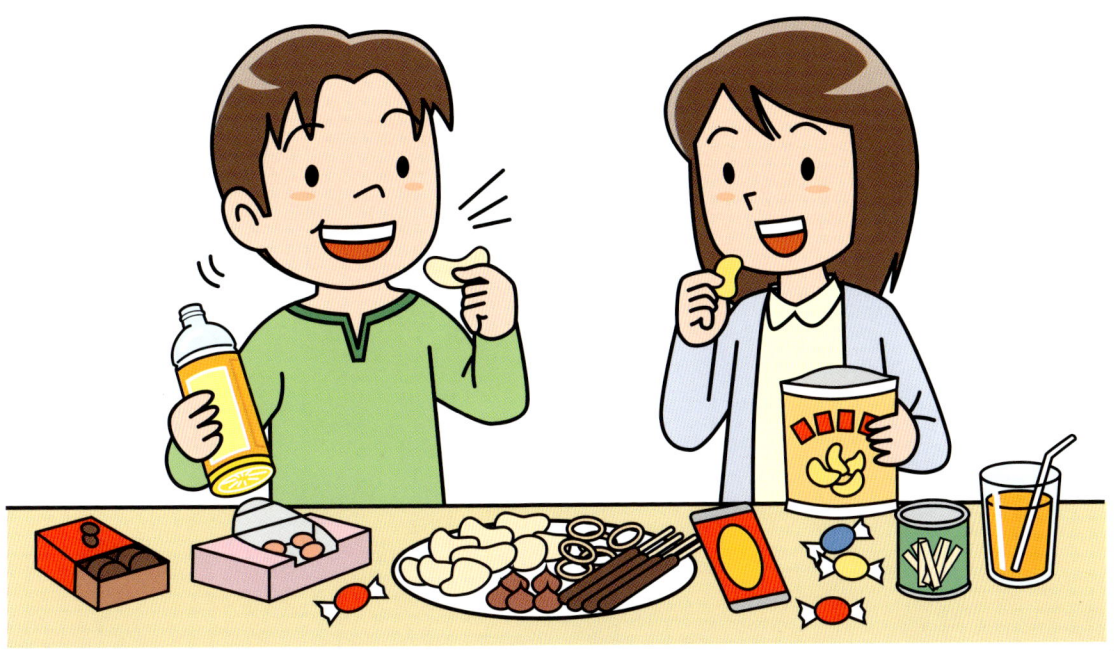

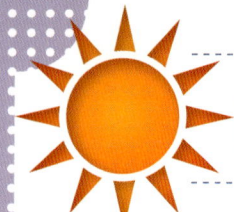

朝ごはんぬきは心にも悪い影響が

イライラしたり、無気力に

　朝ごはんを食べないと、エネルギーが不足して体がすぐにつかれてしまいます。また、脳のエネルギーとなるブドウ糖が不足すると、脳がなかなか働かないので、朝起きたばかりのような頭がボーッとした状態がずっと続きます。そうなると、体を動かそう、勉強をしようとする気力がわかなくなります。またちょっとしたことで、イライラしておこりっぽい状態になるなど、朝ごはんを食べないと体だけでなく、心にも悪い影響が出てくることがあります。

イライラ

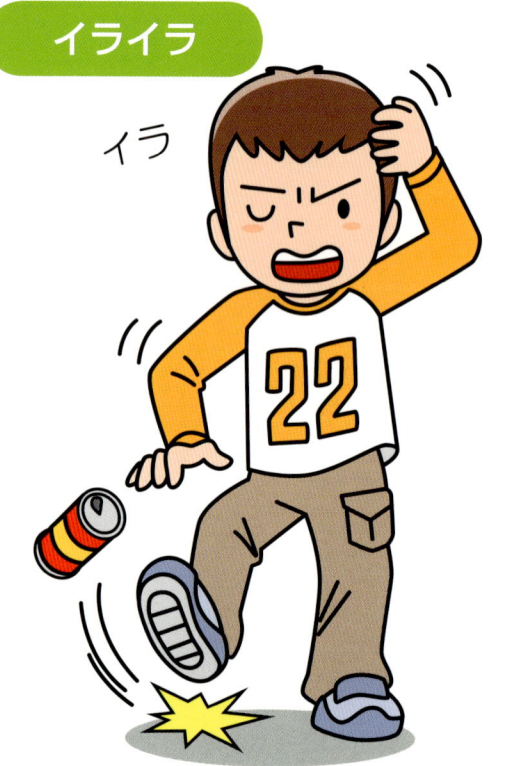

おなかがすくと、だれでもイライラしてくるもの。朝ごはんぬきが日常化すると、ちょっとしたことでイライラするようになることがある

無気力

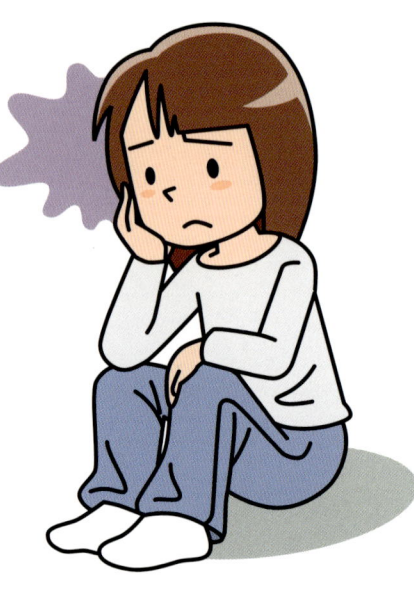

朝ごはんは脳や体の元気のもと。朝ごはんをぬくことは、心も体もつかれることにつながる危険がある

朝ごはんとイライラ・無気力の関係

　下のグラフは、最近の小学生を対象に行った朝ごはん調査の結果です。見てみると、朝ごはんをほとんど食べない子は、かならず毎日食べる子にくらべて「イライラする」、「何もやる気が起こらない」という割合が高いことがわかります。やはり、毎日、朝ごはんを食べることが、わたしたちの体と心の健康につながっているのですね。

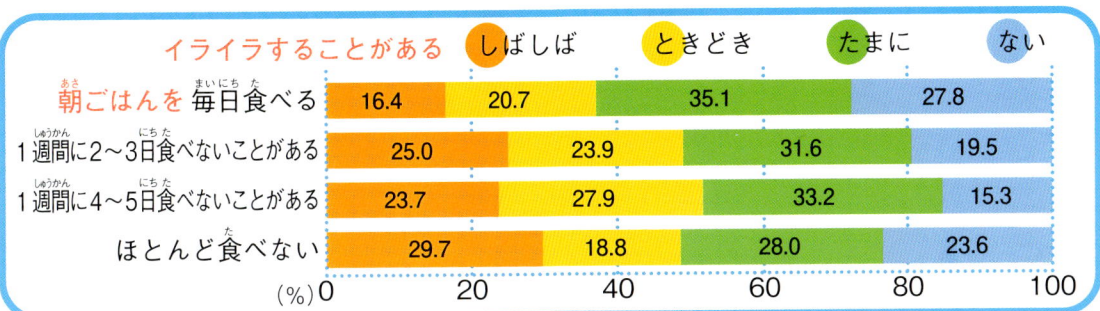

朝ごはんを食べる人、食べない人とイライラの関係
（独立行政法人　日本スポーツ振興センター「平成17年度児童生徒の食生活等実態調査報告書」より）

> オレも朝ごはんを食べなかった日は、やる気が起こらなかったり、イライラしたりしてたな…これからはしっかり食べることにするぜ！

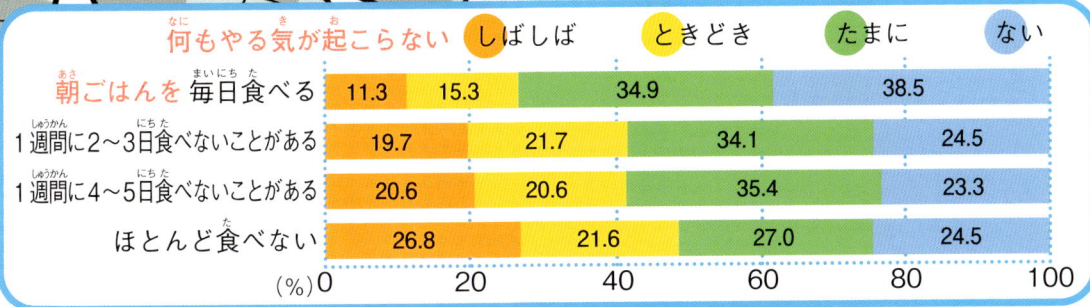

朝ごはんを食べる人、食べない人と無気力の関係
（独立行政法人　日本スポーツ振興センター「平成17年度児童生徒の食生活等実態調査報告書」より）

※集計表上の数値は、四捨五入しているため、内訳を足しても100.0にならないものがある

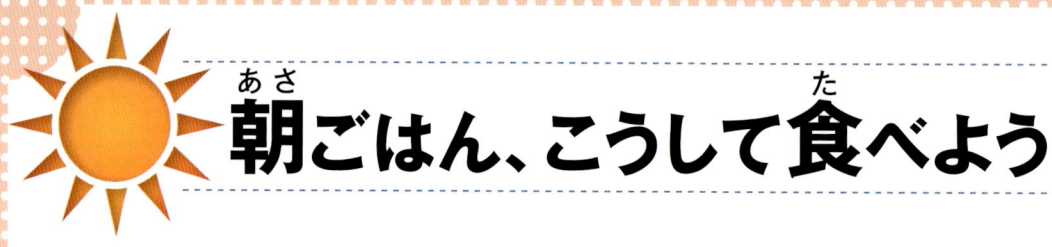

朝ごはん、こうして食べよう

みんなで食べよう。楽しく食べよう

　1日のスタートとなる朝ごはんは、できるだけひとりで食べずにみんなで楽しく食べたいですね。家族そろって食べる時間がなかなかとれないようですが、少し早起きする、休日は家族全員で食べるなど、工夫をしてはどうでしょう。また、朝ごはんの時間はテレビを消して、家族との会話を楽しみましょう。もっとおいしく、朝ごはんを食べられるはずです。

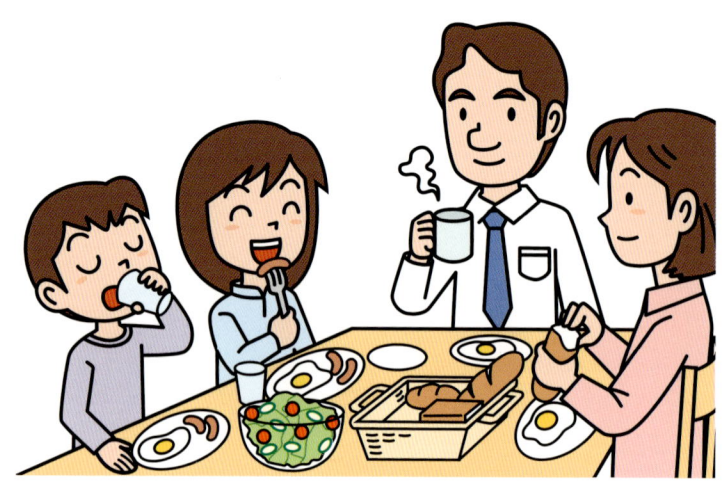

毎日、みんなでごはんを食べるのが難しい人は、休みの日だったり、夜ごはんの時だったり、なるべくみんなで食べる時間をつくってもらおう

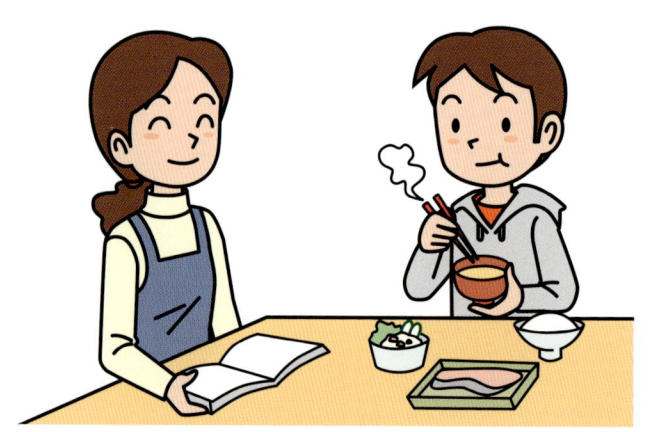

いっしょに食べるのが無理な場合は、自分が食べている時にいっしょにいてもらったり、だれかが食べている時に、いっしょにいるようにしよう。大切なのは無関心にならないこと

知ってる？ 食べる時のマナー

いっしょにごはんを食べている人が、いやいや食べていたり、ぼろぼろと食べ物をこぼしたりしていたら、あまりいい気分はしませんね。みんなで楽しく食べるために、おたがいにきちんとしたマナーを心がけましょう。マナーといっても、特に難しいことはありません。「家の中で食べるのだから、少しぐらい…」などと思わずに、日ごろからきちんとしたマナーを身につけるようにしましょう。

いただきます ごちそうさま

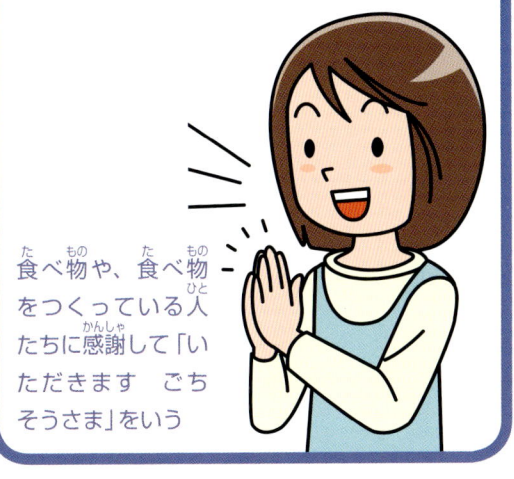

食べ物や、食べ物をつくっている人たちに感謝して「いただきます ごちそうさま」をいう

背筋をのばす

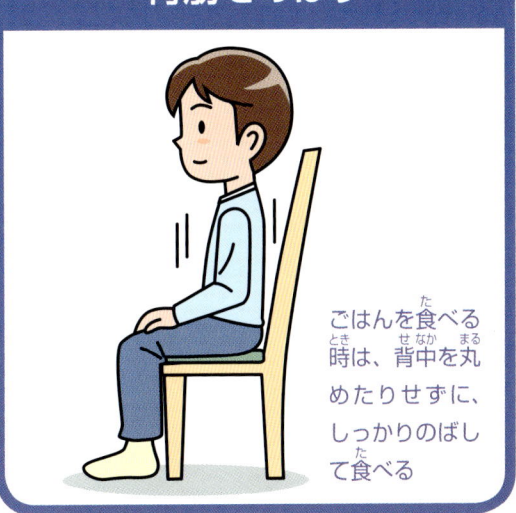

ごはんを食べる時は、背中を丸めたりせずに、しっかりのばして食べる

ひじをつかない

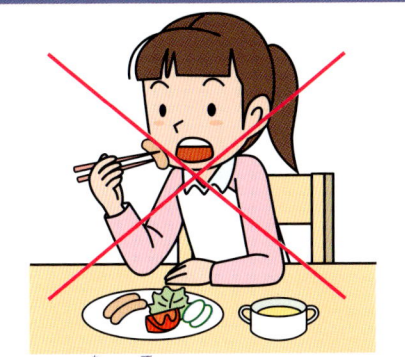

おはしを持つ手のひじをついてはダメ。ぎゃくの手も、ひじをついたり、ダラッとたらしたりしない

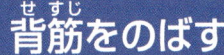
やってみよう

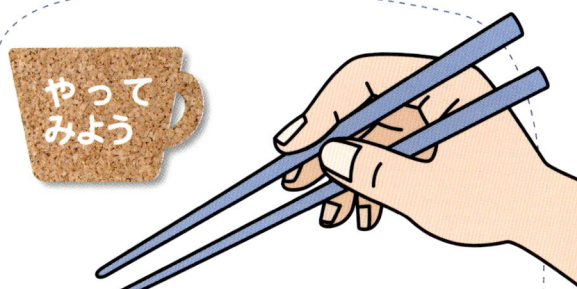

おはしは正しく持てるかな？ 上のイラストは正しいおはしの持ち方です。自分の持ち方とくらべてみよう！

よくかんで食べよう

　食べ物は、ゆっくりとよくかんで食べることが大切です。食べ物をよくかむと、だ液の量が増えます。だ液には、口の中をきれいにしてむし歯を予防する働きがあります。かみくだいて小さくなった食べ物がさらにだ液と混ぜ合わさることで消化がよくなります。

だ液の量が増える

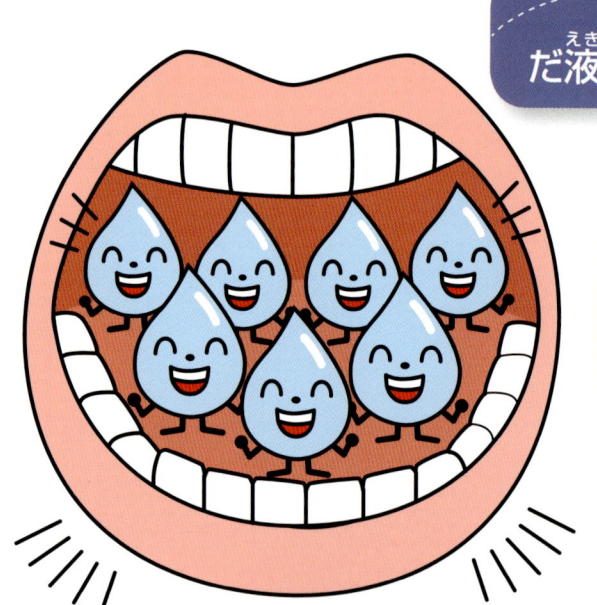

よくかむとだ液の量が増える。だ液には、むし歯予防の効果や、消化吸収を助ける効果、病気を起こす細菌を減らす効果がある。

消化によい

食べ物をかみくだいて、小さくし、だ液と混ぜ合わせることで消化しやすくする。また胃や腸の働きを活発にするともいわれている。

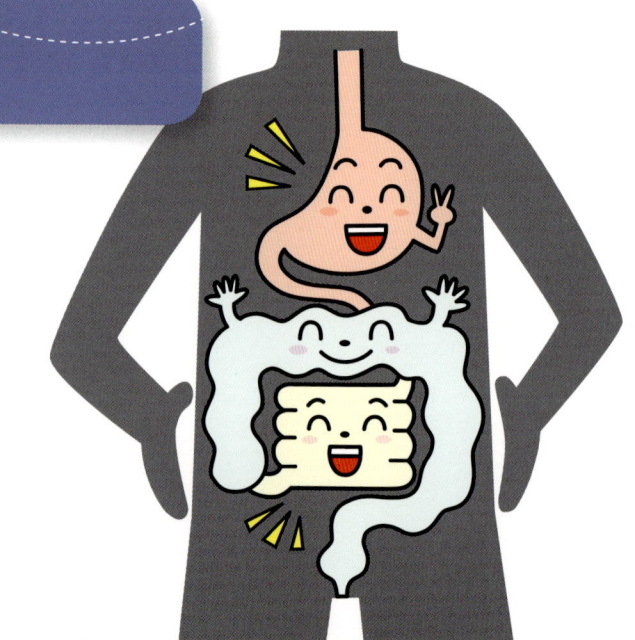

また、よくかんでゆっくりと食べると満腹感を得られるので、食べすぎにならずダイエットの効果もあります。

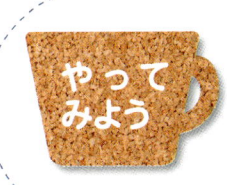 朝ごはんは20分くらいかけてよくかんで食べよう！

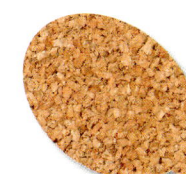

脳の血のめぐりがよくなる

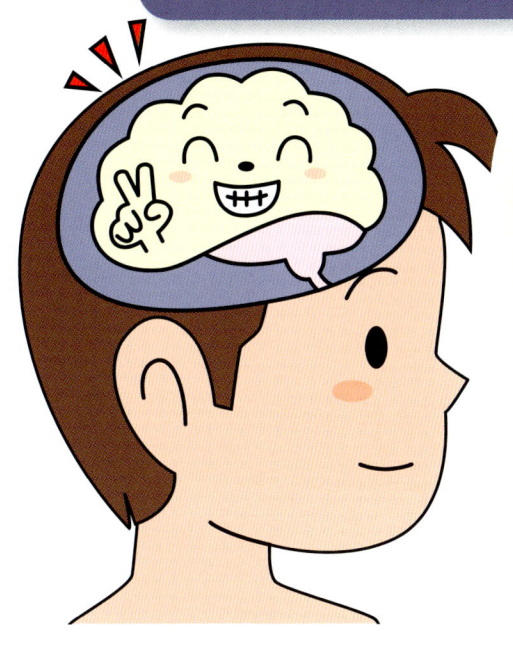

よくかむと脳の血のめぐりがよくなり、集中力が高くなる。また、記憶力がアップしたという調査もある。

肥満予防の効果

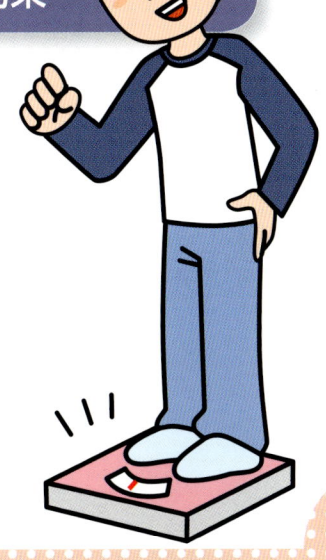

よくかんで、ゆっくり食べると、「おなかいっぱい」と感じやすくなるので、食べすぎにならない。

どんな朝ごはんを食べている？

キミの朝ごはんは健康的かな？ 朝ごはん診断！

スタート!!

朝ごはんは食べている？

YES → 朝ごはんは何品食べている？
A：1品
B：2品以上

NO → GAME OVER
朝ごはんを食べないと力が出ないよ
「とりあえず何か食べよう」

B↓ もっと食べている子はいないかな？
A：2品
B：3品
C：4品以上

A → 2品のキミ どんな物を食べているかな
A：主食＋汁物（ごはんやパン／みそ汁やスープ）
B：主食＋主菜（納豆やベーコンエッグ）
C：おかずだけ2品

A → 主菜も食べよう（納豆やベーコンエッグ） **50点**

B → 汁物をつけよう（みそ汁やスープ） **50点**

C → ごはんを食べよう（パンでもいいよ） **40点**

みなさんはちゃんと朝ごはんを食べていますか？　また、食べているのはどんな朝ごはんですか？　栄養のバランスがとれているか、チェックしてみましょう。

1品だけのキミ　何を食べているのかな？
- A：おにぎりやパン
- B：牛乳やジュース
- C：お菓子

C → GAME OVER
お菓子では栄養バランスがおかしくなるよ
この本のp.34〜37を見てみよう

B → 10点
牛乳やジュースだけでは栄養が足りないね
主食や主菜をとろう
（ごはんやパン／納豆やベーコンエッグ）

A → 20点
おにぎりやパンだけでは栄養バランスがよくないね
主菜や汁物をとろう
（納豆やベーコンエッグ／みそ汁やスープ）

3品のキミは何を食べているかな？
- A：主食＋主菜＋汁物（ごはんやパン／納豆やベーコンエッグ／みそ汁やスープ）
- B：主食＋主菜＋副菜（ひじきやポテトサラダ）
- C：おかずだけ3品

A → 100点
品数はバッチリだ
でも内容はどうかな？
この本のp.34〜37を見て確かめてみよう

B → 80点
もう1品 副菜をつけよう
（ひじきやポテトサラダ）

C → 80点
汁物をつけよう
（みそ汁やスープ）

どうだったかな？

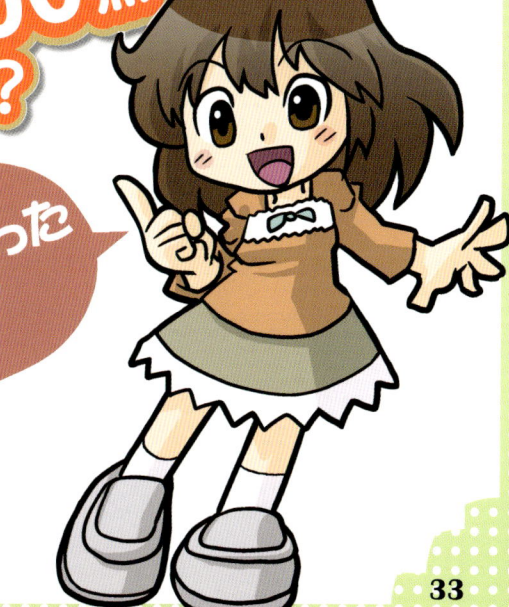

4つ葉のクローバーがそろった朝ごはん

主食・主菜・副菜・汁物

主食とは、米、パン、めん類など、穀類を材料にしてつくられた食事の中心となる料理です。主菜とは、魚、肉、卵、大豆などを材料にしてつくられたおかずで、副菜とは野菜、いも、海そうなどを材料にしてつくられたおかずのことです。さらに、みそ汁やスープなど、汁物の具を加えて栄養を補うようにします。4つ葉のクローバーのように4種類の料理をそろえると、栄養のバランスがとれた朝ごはんになるわけです。

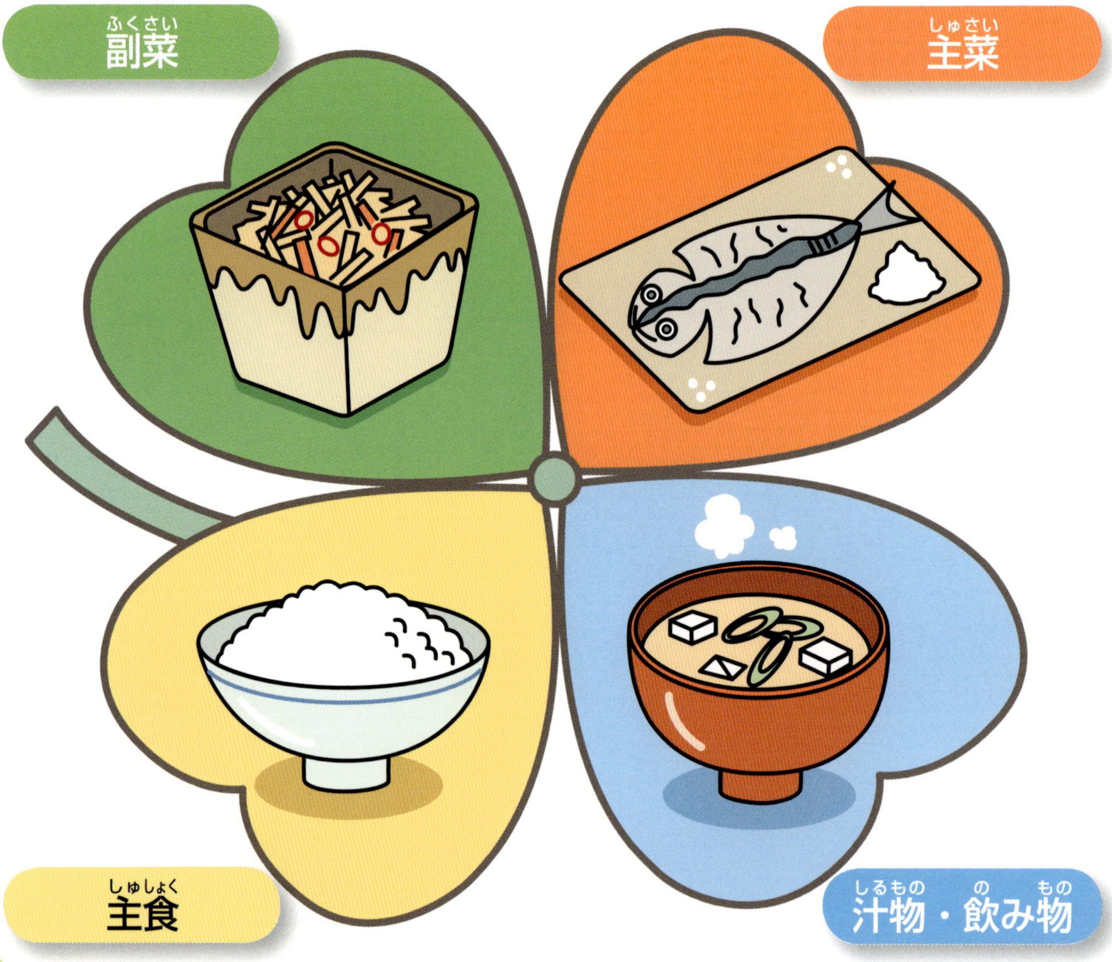

副菜

主菜

主食

汁物・飲み物

主食・主菜・副菜・汁物には何があるかな？

どんな料理が、主食、主菜、副菜、汁物なのか、考えてみましょう。中には、主食＋汁物（リゾットなど）、主食＋主菜（親子どんぶり）というように、組み合わせた料理もあります。

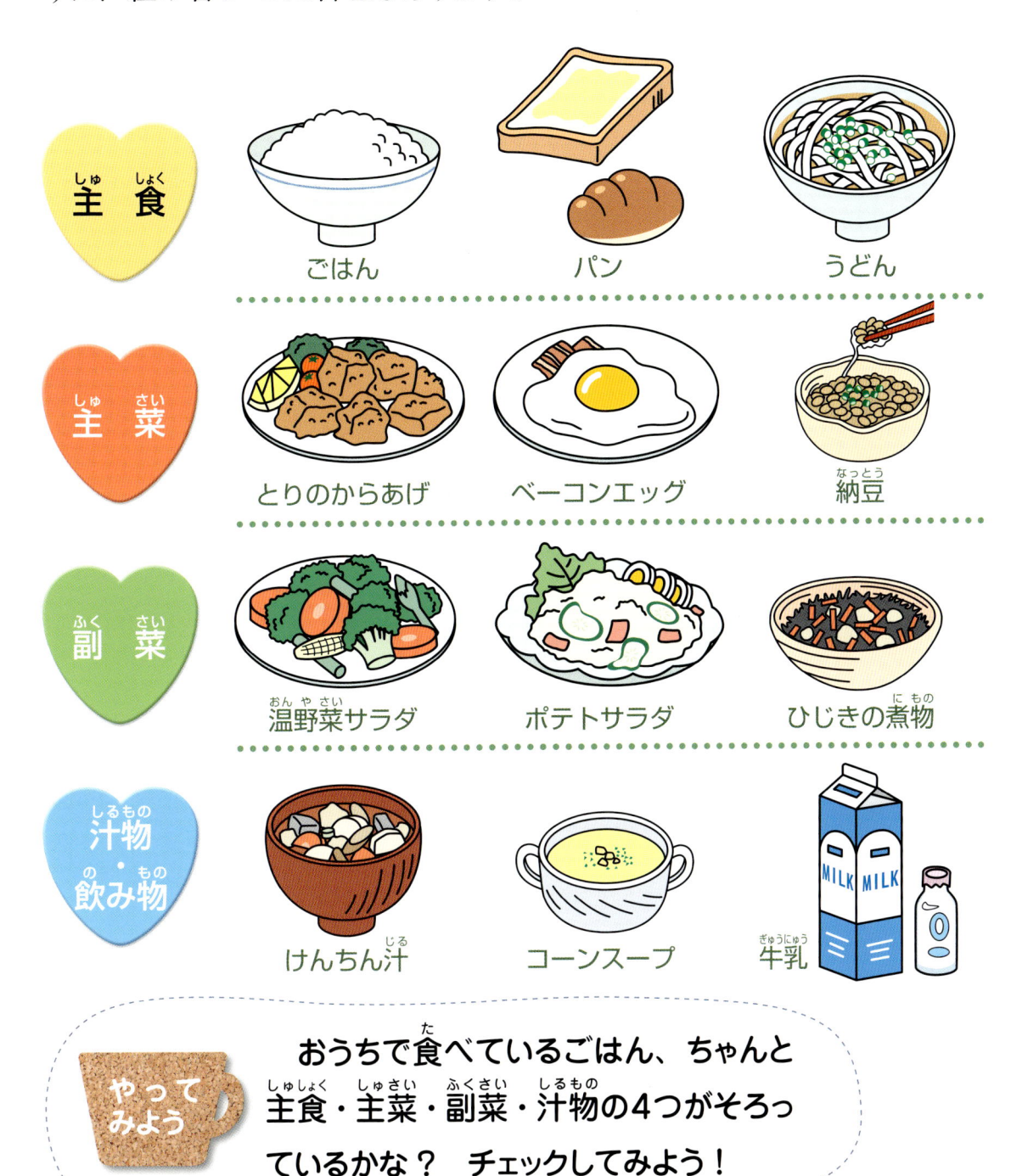

主食
- ごはん
- パン
- うどん

主菜
- とりのからあげ
- ベーコンエッグ
- 納豆

副菜
- 温野菜サラダ
- ポテトサラダ
- ひじきの煮物

汁物・飲み物
- けんちん汁
- コーンスープ
- 牛乳

やってみよう
おうちで食べているごはん、ちゃんと主食・主菜・副菜・汁物の4つがそろっているかな？ チェックしてみよう！

理想の朝ごはんの献立

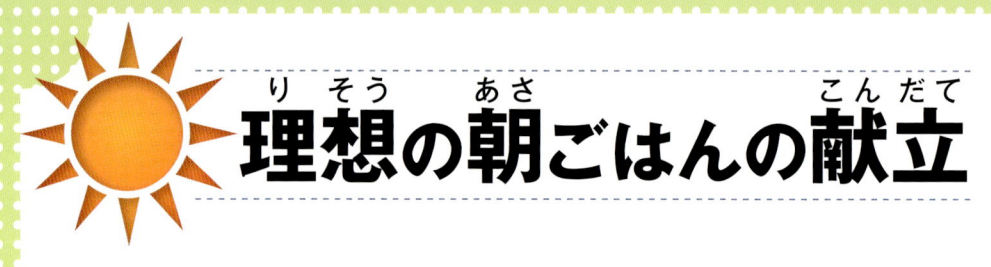

和食の朝ごはん、こんな献立がよいよ

　和食の朝ごはんの献立です。お米は炭水化物が豊富なので、脳や体のエネルギー源になり、1日を元気にスタートすることができます。みそ汁はごはんとの相性もよく、中に入っている具によって無機質やビタミンを豊富にとれます。また、焼き魚でたんぱく質を、ほうれんそうのおひたしでビタミンや無機質、食物せんいなどをとれば、栄養のバランスもよく、理想の朝ごはんといえますね。

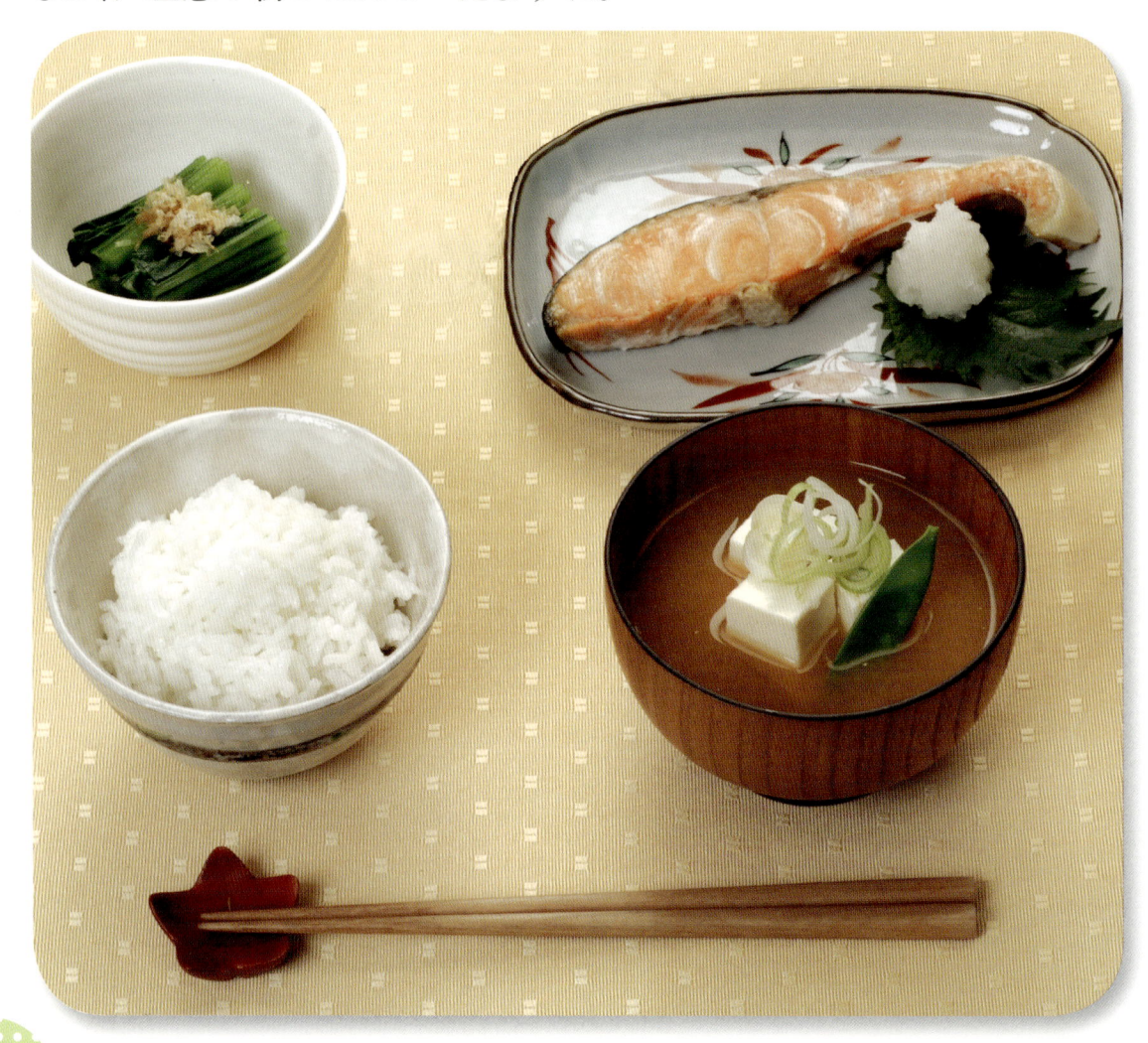

洋食の朝ごはん、こんな献立がよいよ

洋食の朝ごはんの献立です。主食がパンの時はパンだけではなく、たんぱく質の多い目玉焼きなどを主菜にして、ビタミンや食物せんいをしっかりとるために副菜でサラダなどをつけましょう。汁物・飲み物では、カルシウムたっぷりの牛乳がパンに合うのでおすすめです。

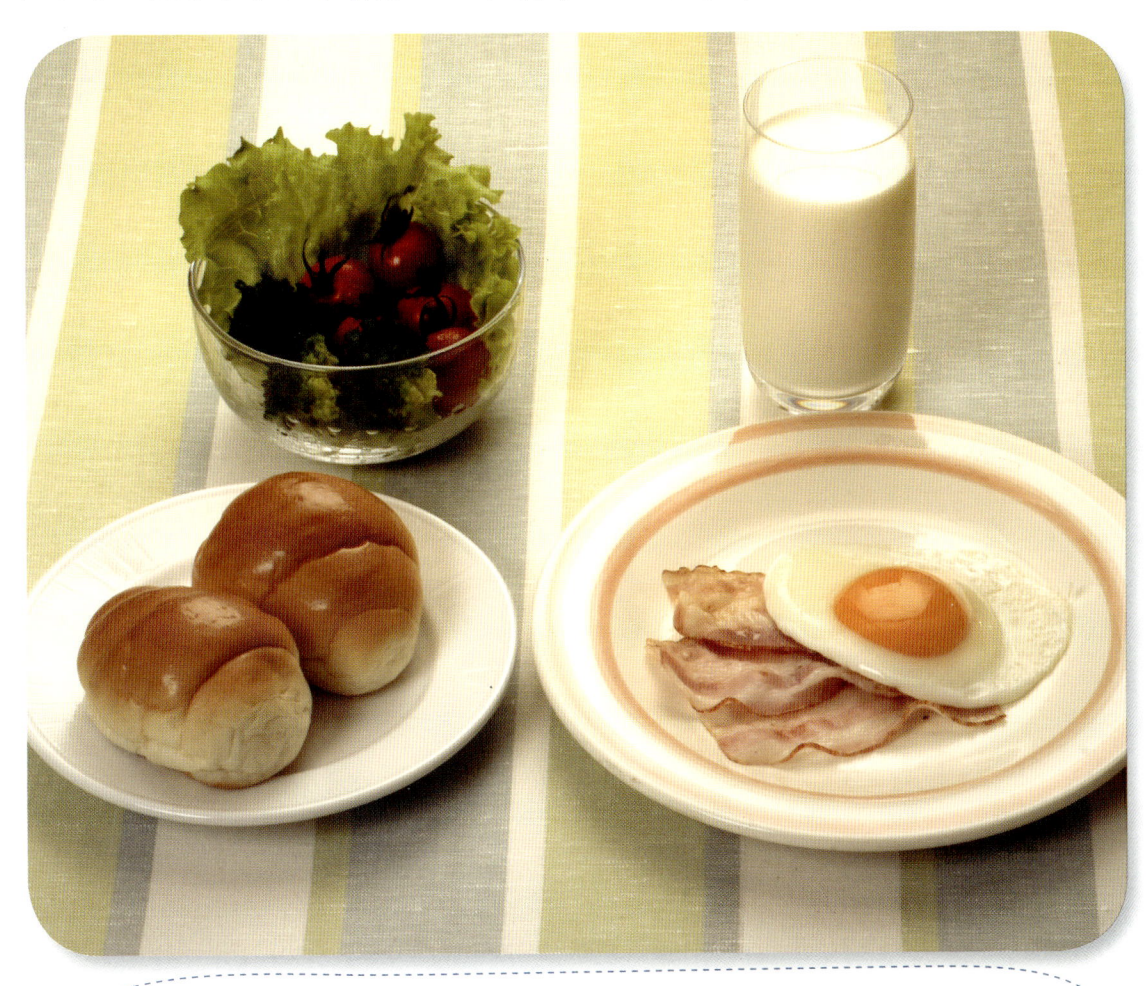

やってみよう

この朝ごはんは、栄養のバランスがとれていないよ。どうしたら栄養のバランスがよくなるのか、考えてみよう！

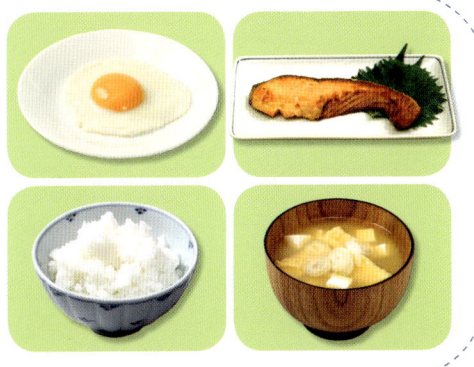

朝ごはんをつくってみよう

主菜
目玉焼きのつくり方

【用意するもの】
(1人分のめやす)
- ☐ 卵…1個
- ☐ 塩…少し
- ☐ こしょう…少し
- ☐ サラダ油…4g(小さじ1)

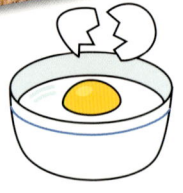

① 卵を洗い、割って器に入れておく。

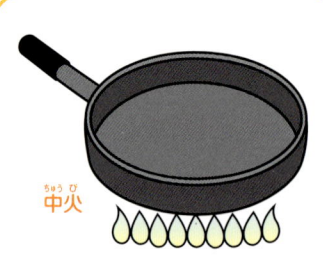

② フライパンを火にかけ、温める。（中火）

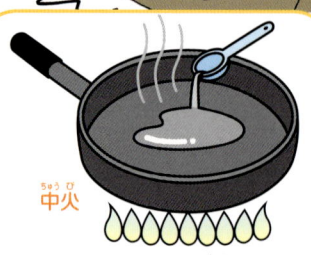

③ フライパンが熱くなったら、サラダ油を入れ全体にいきわたらせる。（中火）

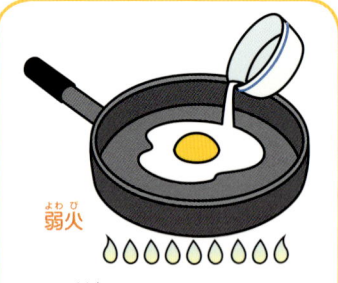

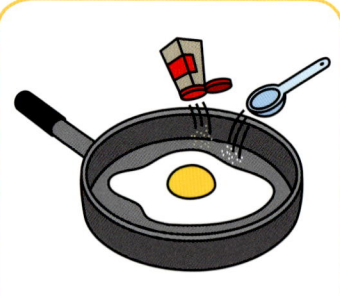

④ 卵をフライパンに入れ、弱火で2分ほど焼く。（弱火）

⑤ 塩とこしょうを入れる。

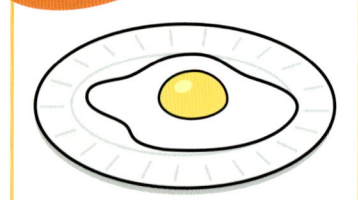

⑥ **できあがり** 目玉焼きの完成！

ベーコンエッグをつくる場合

【用意するもの】
(1人分のめやす)
- ☐ ベーコン…1枚
- ☐ 卵…1個
- ☐ 塩…少し
- ☐ こしょう…少し
- ☐ サラダ油…2g(小さじ1/2)

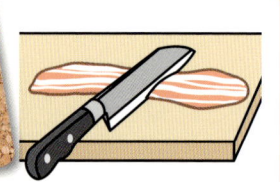

ベーコンを半分に切る。①～③までは、目玉焼きと同じ。

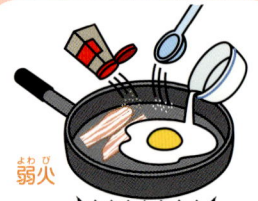

④で、切っておいたベーコンを入れて両面を焼き、卵を入れて焼く。（弱火）

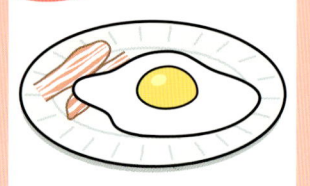

できあがり ベーコンエッグになるよ！

【用意するもの】
（1人分のめやす）
☐ ほうれんそう…2株
☐ すりごま…大さじ1
☐ しょうゆ…6g（小さじ1）
☐ 砂糖…3g（小さじ1）

副菜
ほうれんそうのごまあえのつくり方

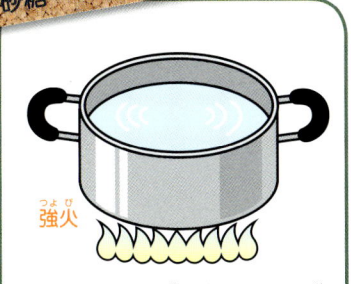

① なべに水を入れて、お湯をわかす。（強火）

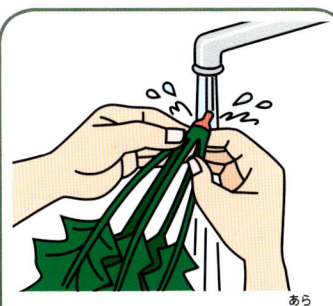

② ほうれんそうをよく洗う（特に根元の部分）

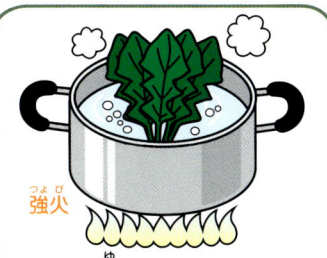

③ お湯がふっとうしたら、ほうれんそうを根の方から入れてゆでる。（強火）

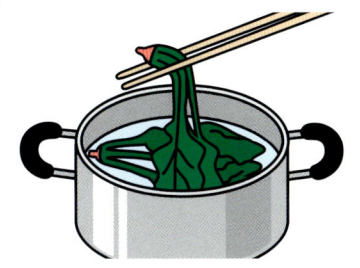

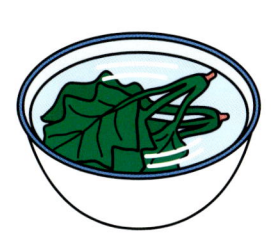

④ ほうれんそうを入れたなべが、再びふっとうしたら火をとめ、水に入れて冷ます。

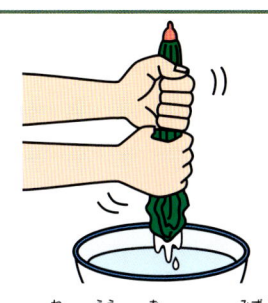

⑤ 根を上に向けて、水気をしぼる。

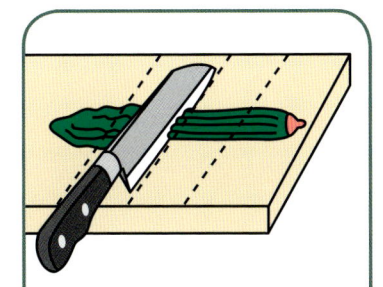

⑥ ほうれんそうを4cmくらいの長さに切る。

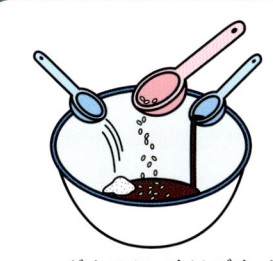

⑦ ボウルに、すりごま、しょうゆ、砂糖を合わせてあえごろもをつくる。

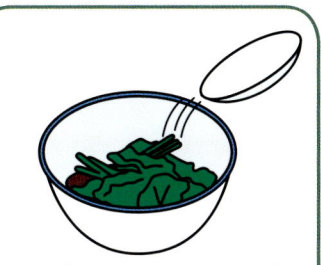

⑧ ⑦でつくったあえごろもにほうれんそうを入れ、あえる。

できあがり

⑨ ほうれんそうのごまあえの完成！

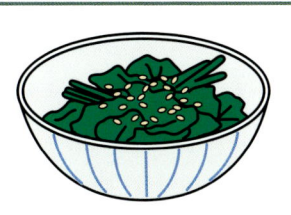

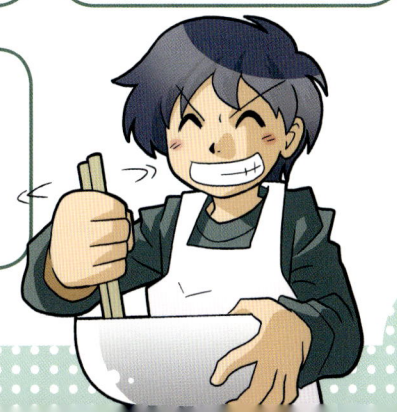

汁物
みそ汁のつくり方

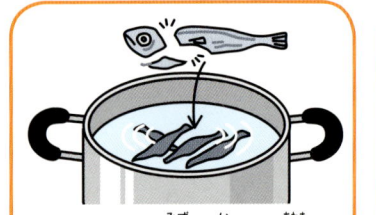

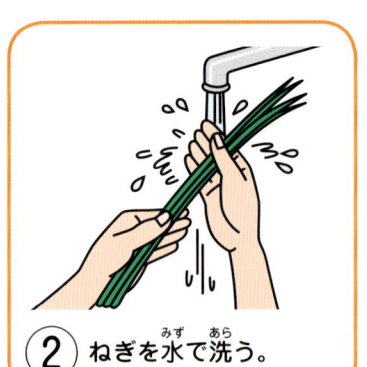

【用意するもの】
(1人分のめやす)
- 水…170g (170㎖)
- 煮ぼし…3尾ぐらい
- みそ…15g (大さじ5/6)
- 油あげ…1/3枚
- ねぎ…1本

(みそ、ねぎの分量は種類によってかえる)

① なべに水を入れ、頭とはらわたを取った煮ぼしを3つか4つにちぎり、入れておく。

② ねぎを水で洗う。

③ ねぎを小口切りにする。

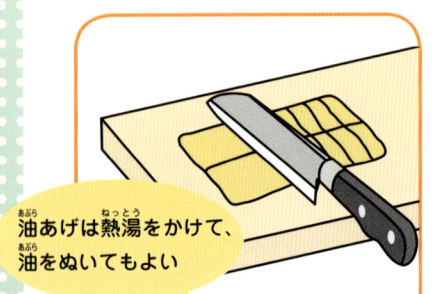

④ 油あげを短ざくに切りにする。

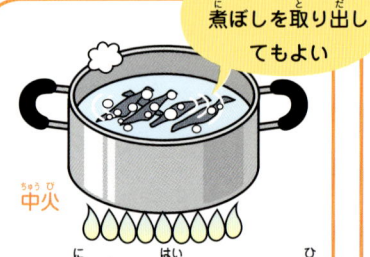

油あげは熱湯をかけて、油をぬいてもよい

⑤ 煮ぼしの入ったなべを火にかける。ふっとうしたら中火で5分間煮る。

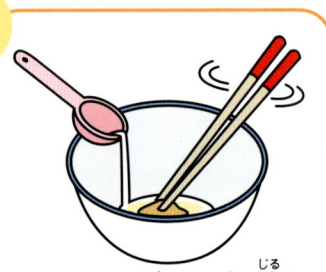

だしがとれたら、煮ぼしを取り出してもよい

⑥ できあがっただし汁を少量取り出し、みそをといておく。

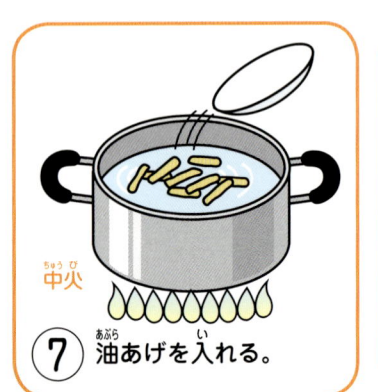

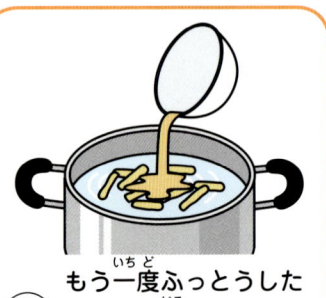

⑦ 油あげを入れる。

⑧ もう一度ふっとうしたら、だし汁でといたみそを入れる。

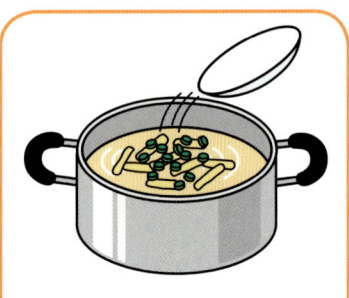

⑨ 火を消して、ねぎを入れる。

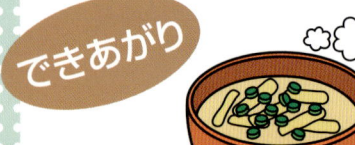

できあがり

⑩ おわんによそってできあがり。

いろんな具を入れてみよう

⑦で油あげのかわりにわかめ、とうふを入れてみよう
(煮えにくい材料から先に入れる)

⑨でねぎのかわりにかぶの葉、だいこんの葉を入れてみよう

主食と主菜がひとつになった料理①
ピザトーストのつくり方

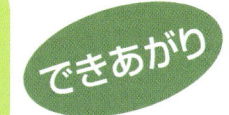

できあがり

【用意するもの】（1人分のめやす）
- ☐ 食パン…1枚
- ☐ スライスチーズ…1枚
- ☐ ハム…1枚
- ☐ ケチャップ…18g（大さじ1）
- ☐ ピーマン…1/4個
- ☐ トマト…1/4個

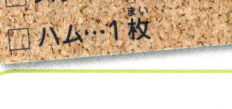

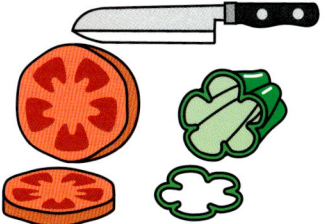

① ピーマン、トマトを洗い、輪切りにしておく。

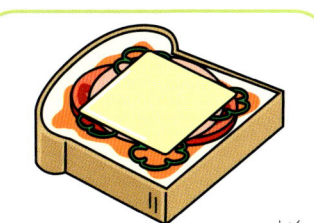

② ケチャップをぬった食パンの上に①で切った野菜と、ハム、チーズをのせる。

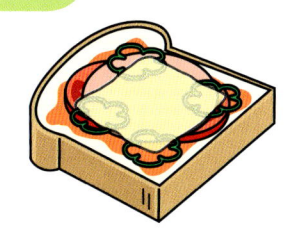

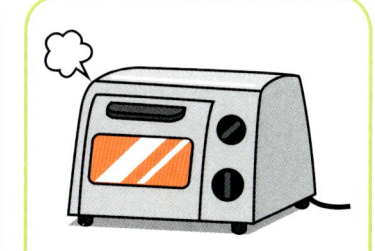

③ オーブントースターでこんがりと焼く。

主食と主菜がひとつになった料理②
ネバネバどんのつくり方

【用意するもの】（1人分のめやす）
- ☐ ごはん…1ぱい
- ☐ 納豆…1パック
- ☐ オクラ…2本
- ☐ しょうゆ…少し

できあがり

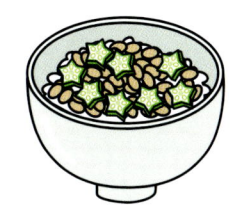

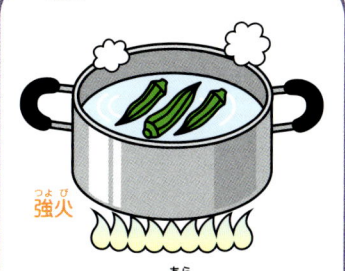

① オクラを洗い、ふっとうしたなべに入れてゆでる。（強火）

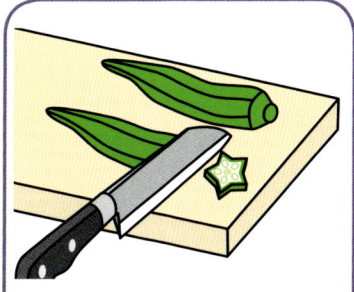

② ゆでたオクラをうすい輪切りにする。

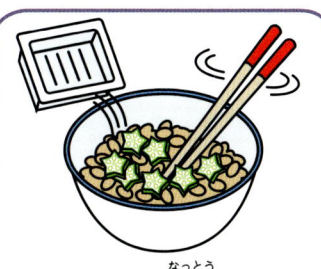

③ オクラと納豆としょうゆを器に入れて混ぜ、ごはんにのせる。

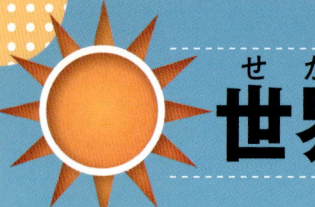

世界の朝ごはん

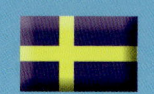

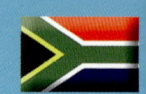

世界の国ぐにではどんな朝ごはんを食べているのかな？

世界の人びとはどんな朝ごはんを食べているか、調べてみましょう。

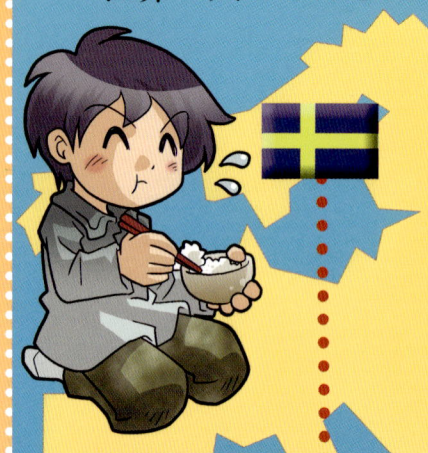

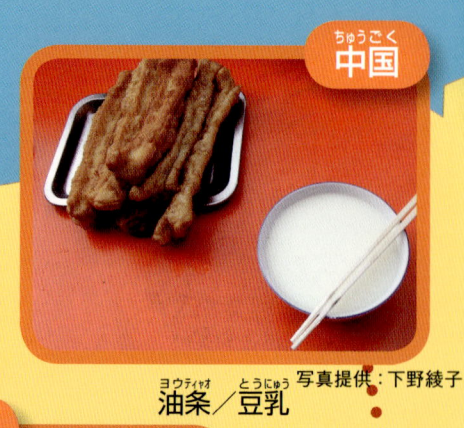

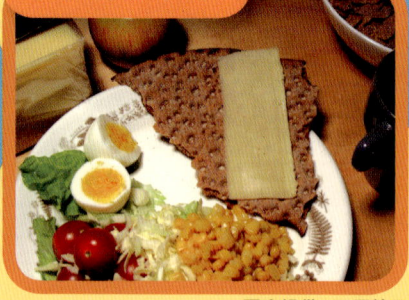

中国
油条／豆乳
写真提供：下野綾子

スウェーデン
クナッカブレッド
写真提供：下野綾子

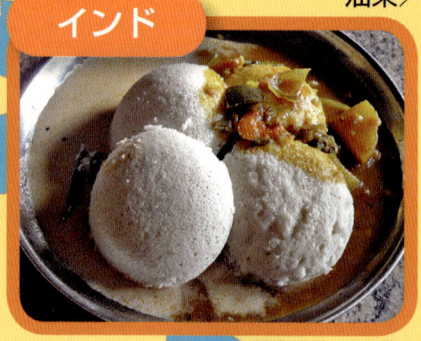

インド
イドゥリ／サンバル
写真提供：吉田英夫

南アフリカ
パップ
写真提供：柳田深雪

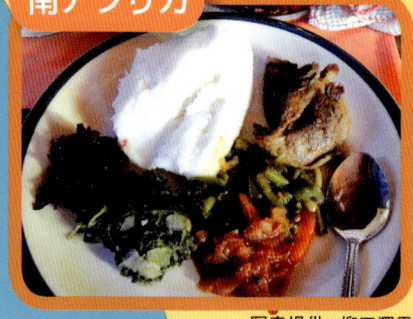

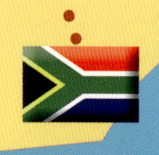

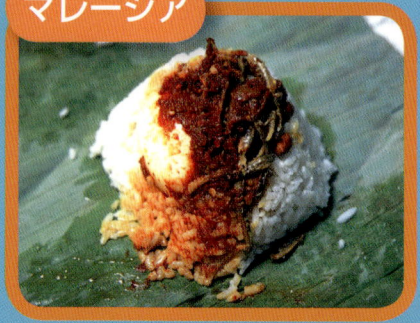

マレーシア
ナシ・レマ
ⒸASEAN-Japan Centre

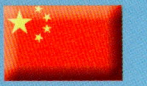

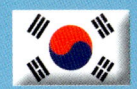

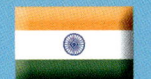

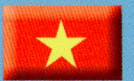

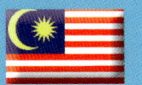

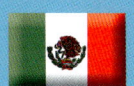

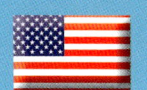

その国の気候や風土によって、朝ごはんにどのような工夫がされているかを考えてみましょう。

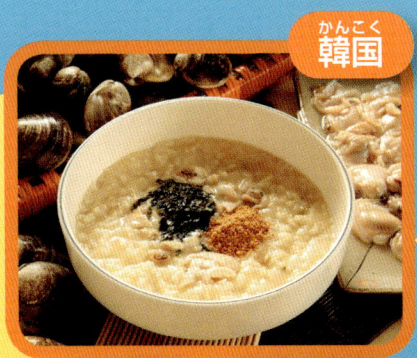

韓国
写真提供：韓国観光公社
おかゆ

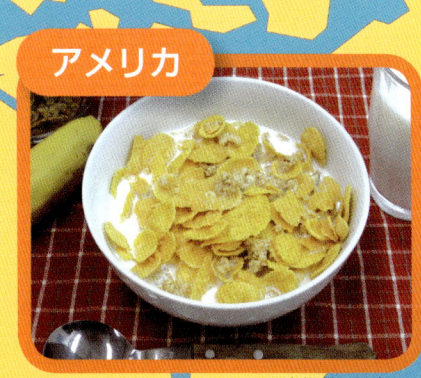

アメリカ
写真提供：福島みか
シリアル

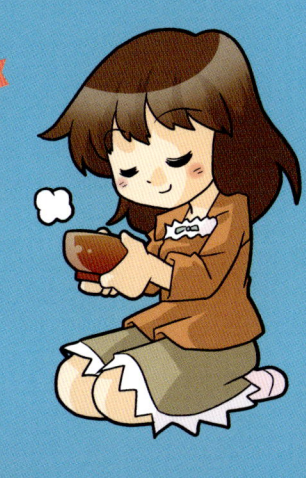

ベトナム
©ASEAN-Japan Centre
フォー

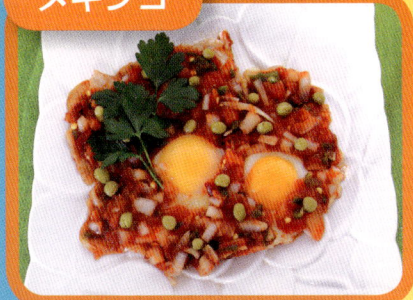

メキシコ
©とまこ
ウエボスランチェロス

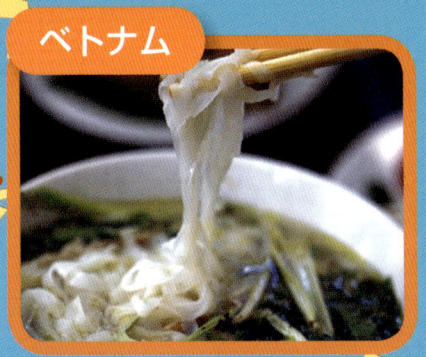

※上記の献立は各国の代表的な朝ごはんの一例で、ほかにもちがった献立がある。また、同じ国の中でも地域によってちがいがある

早起き
早寝

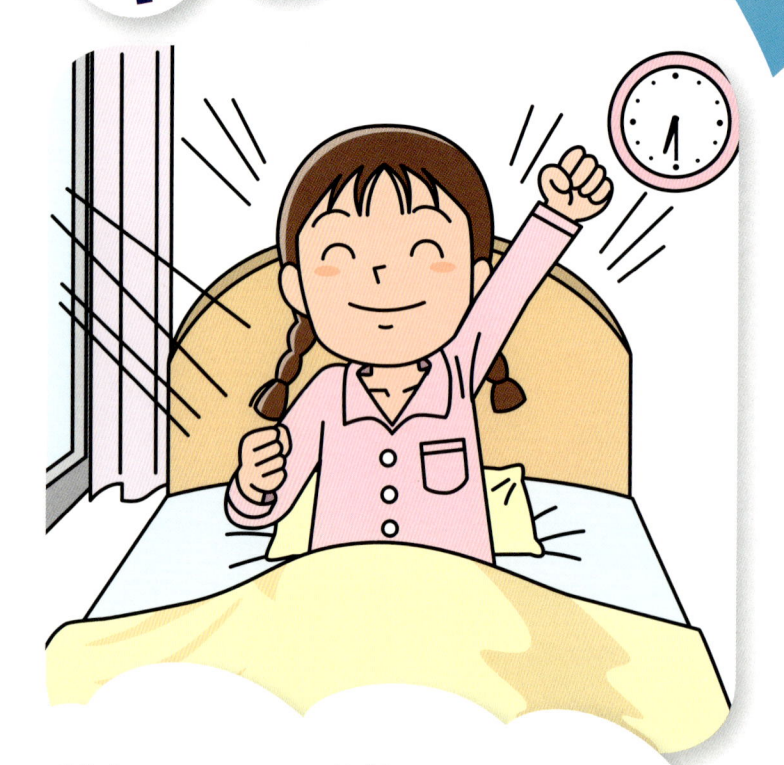

早起きすることで時間によゆうができて
朝ごはんがおいしく食べられる
夜も早くにねむくなるから早寝につながる

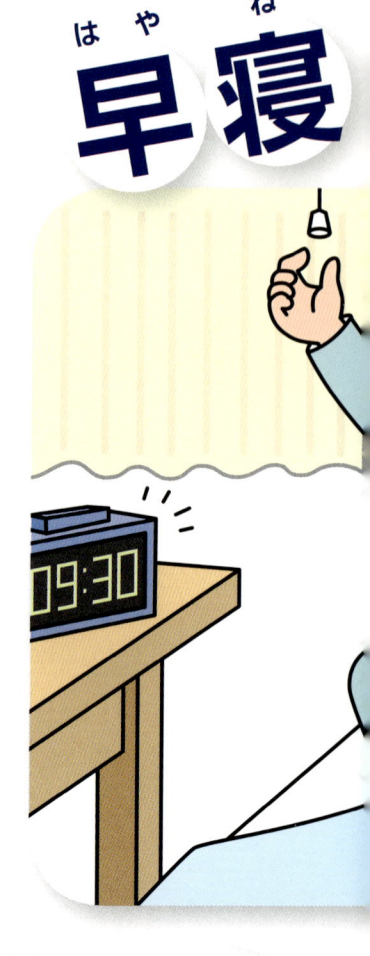

生活リズムをとと

朝ごはん

早寝すれば次の日早く起きられる
十分にすいみんがとれて、つかれがたまらない

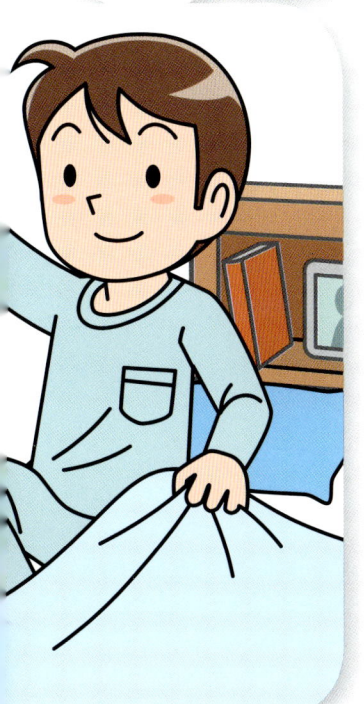

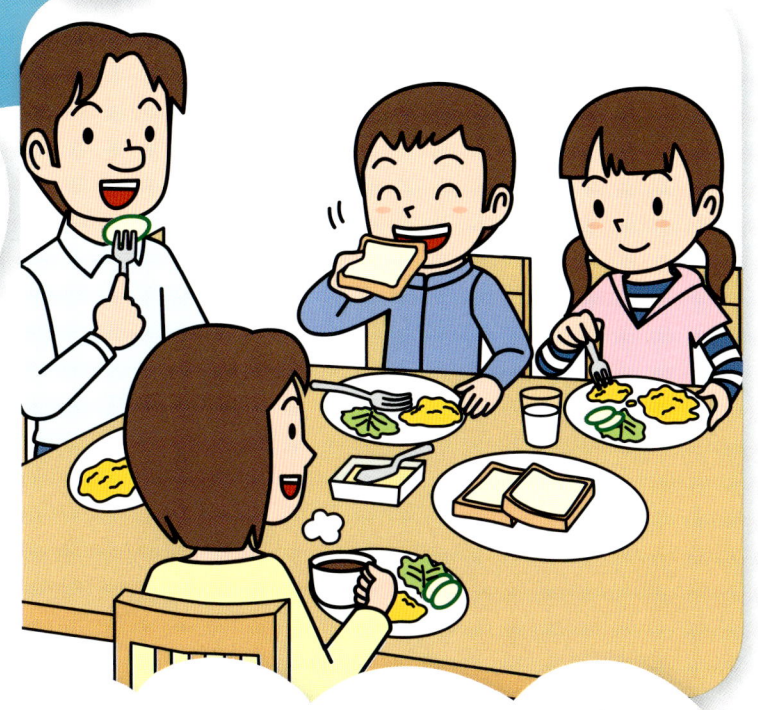

朝ごはんを食べることで、頭と体が目を覚まし、日中、活発に勉強や運動ができる
活発に動けば、自然と夜、早く寝られる

のえよう！

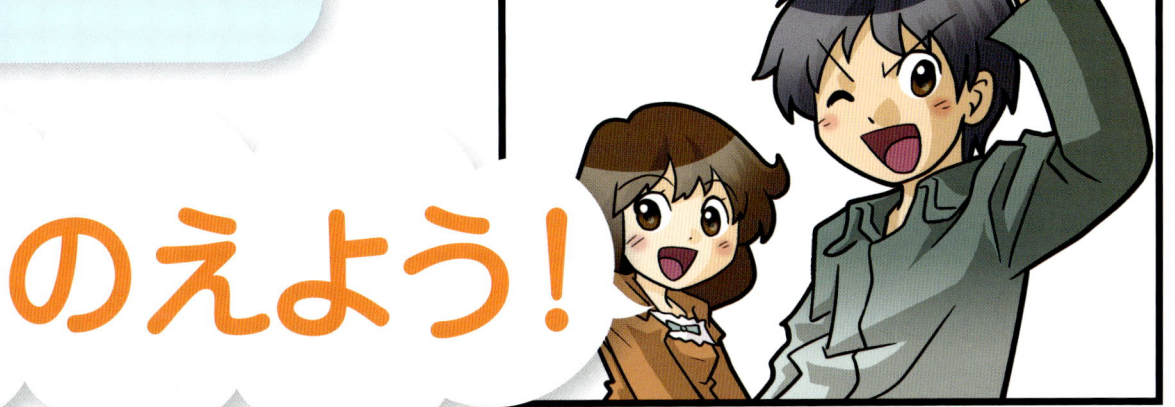

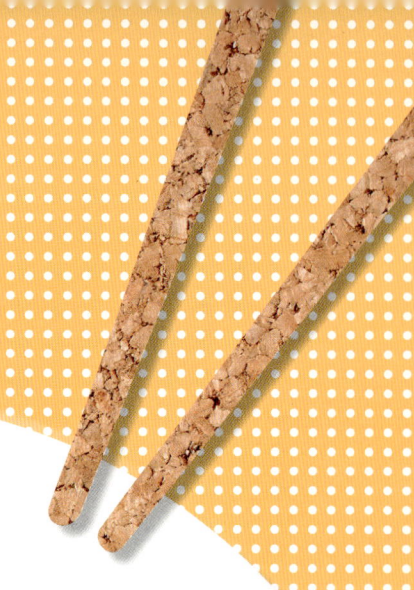

あとがき

　わたしたちは、この書籍『こども食育ずかん』を、子どもたちが食文化を大切にし、食生活を楽しみながら健康な一生を送るための食に関する知識と習慣が自然と身につくことを願ってつくりました。食事は、とても身近なものです。
　それ故に食事や栄養のあり方は簡単であり、自分の常識を真実と思い込む人たちがほとんどです。しかし、実は食事は人の生き様そのものであり、それをかえることはとても難しいものです。例えば孤食のことを考えてみましょう。それは食事の問題だけではなく、生き様そのものの問題であることがわかります。すなわち食生活をかえるということは、生き方といった大きなものをかえる第一歩になる力を持つものであると思います。
　『こども食育ずかん』は、マンガやイラストを多用して小学校3、4年生以上の子どもたちがわかりやすく食生活のあり方を学べるようにと作成したものです。しかし、どの年齢の方に見ていただいても、「そうだったのか」とうなずき、驚く発見がたくさんあるのではないかと思います。
　これらの書籍が、食生活の改善を通じて子どもたちが健康で幸福な人生を送ることに少しでも貢献できましたら、わたしたちにとってこれ以上の喜びはございません。

　　　　　山本　茂

さくいん

あ
- 胃　…22, 30
- イライラ　…13, 26, 27
- うんち　…22, 23
- 運動能力　…18
- 栄養　…20, 21, 24, 33, 34, 36, 37
- 栄養素　…24
- 栄養不足　…24, 25
- エネルギー　…18, 20, 26, 36
- お菓子　…25, 33
- おはしの持ち方　…29

か
- 学力　…21
- 家族そろって食べる　…28
- 体　…13, 14, 18, 19, 20, 22, 23, 24, 26, 27, 36, 45
- カルシウム　…24, 37
- 間食　…25
- 記憶力　…31
- 規則正しい生活　…11, 13, 14
- 牛乳　…33, 35, 37
- 米　…34, 36

さ
- サーモグラフィー　…19
- 脂質　…24
- 集中力　…31
- 主菜　…32, 33, 34, 35, 37, 38, 41
- 主食　…32, 33, 34, 35, 37, 41
- 消化　…17, 30
- 食物せんい　…36, 37
- 食欲　…16, 17, 25
- 汁物　…32, 33, 34, 35, 37, 40

た
- 生活リズム　…44
- 世界の朝ごはん　…42, 43
- ダイエット　…17, 31
- 体温　…18, 19
- 体力　…18
- だ液　…30
- 炭水化物　…20, 24, 36
- たんぱく質　…24, 36, 37
- 腸　…22, 30
- つかれ　…24, 26, 45

な
- 脳　…18, 20, 21, 26, 36

は
- 早起き　…28, 44
- 早寝　…44, 45
- ビタミン　…24, 36, 37
- 副菜　…33, 34, 35, 37, 39
- ブドウ糖　…20, 21, 26
- 便ぴ　…23

ま
- マナー　…29
- 無機質　…24, 36
- 無気力　…26, 27
- 目玉焼き　…37, 38

や
- 夜食　…13, 17
- 洋食　…37
- よくかむ　…30, 31
- 4つ葉のクローバー　…34

わ
- 和食　…36

監修　山本　茂（やまもと　しげる）

お茶の水女子大学大学院教授（公衆栄養学国際栄養学研究室）。台湾台北医学大学、ベトナムハノイ国立栄養研究所など多数の大学等で客員教授。
学校給食120周年記念文部科学大臣賞（2009）、日本栄養士会50周年記念感謝状（2009）学校給食摂取基準策定委員会委員長（2007、2009）、文部科学省学校給食を通じた食育検討委員会副委員長（2007、2009）。
専門は、国際公衆栄養学、学校給食、エネルギー・タンパク質・アミノ酸の必要量。

〈参考文献〉
『今すぐ始めよう！　早起き早寝朝ごはん』　香川靖雄、神山潤／共著　少年写真新聞社
『新編　新しい家庭5・6』　東京書籍
『わたしたちの家庭科5・6』　開隆堂
『早おきからはじめよう』　鈴木みゆき／著　ほるぷ出版
『脳が目ざめる！　朝ごはんレシピ』　陰山英男、久保田芳郎／著　小学館

〈写真提供〉
韓国観光公社、下野綾子、とまこ、日本アセアンセンター、柳田深雪、吉田英夫

〈サーモグラフィー協力〉
NEC Avio 赤外線テクノロジー株式会社

朝ごはんは元気のもと

2010年2月15日	第1刷発行
監　　修	山本　茂（お茶の水女子大学大学院教授）
企画・校閲	給食ニュース編集部　北村摩理
編集・制作	株式会社　パルスクリエイティブハウス
	表紙・本文デザイン・DTP制作　福島みか
	編集　堀田展弘
執　　筆	小林雅子
本文イラスト	川上　潤
マ　ン　ガ	おぎのひとし
発　行　人	松本　恒
発　行　所	株式会社　少年写真新聞社
	〒102-8232　東京都千代田区九段北1-9-12
	TEL 03-3264-2624　FAX 03-5276-7785
	URL http://www.schoolpress.co.jp/
印　刷　所	図書印刷株式会社
	©Shonen Shashin Shimbunsha 2010
	ISBN978-4-87981-337-4 C8637

本書を無断で複写、複製、転載、デジタルデータ化することを禁じます。乱丁・落丁本はお取り替えいたします。定価はカバーに表示してあります。